健診心電図から臨床へ
心疾患診断へのアプローチ

北島　敦 Kitajima Atsushi
北島医院院長

関口　守衛 Sekiguchi Morie
元東京女子医科大学循環器内科教授
前信州大学医学部内科教授

医学出版社

推薦文

徳島大学名誉教授
森　博愛

　このたび畏友故関口守衛教授とその共同研究者である北島　敦博士が「健診心電図から臨床へ　心疾患診断へのアプローチ」という著書を出版された。

　心電図に関する書物はすでに多く出版されているが，「健診心電図の診断とその臨床的評価」に特化して詳しく解説した書物は未だ我が国では他に出版されていない。

　また本書の題名は「健診心電図から臨床へ　心疾患診断へのアプローチ」となっているが，この書物は単なる心電図診断について記載した書物とは著しく異なっている。関口教授は東京女子医科大学循環器内科教授を勤め，その後，信州大学医学部内科学教授に移り，この間に多数の健診例の心電図診断に関与された。その際，単に健診心電図の判読だけでなく，必要な例では最先端の循環器学的諸検査法を駆使し，ことに東京女子医科大学時代から造詣が深かった心生検による病理組織学的検討を多数例で実施され，得られた知見を健診心電図の解釈，精密検査の評価および事後の生活指導などに応用しておられる。

　本書においても随所に心生検で得られた心筋組織像の写真が示され，それが健診で得られた心電図所見の評価や意義づけなどに用いられ，他の各種の身障指標と総合することにより，正確かつ精細な診断に到達した例を多数提示しており極めて説得力が強い解説になっている。

　従って本書は，題名に示されているような単なる「健診心電図診断」についての解説書ではなく，心電図を臨床診断に用いている一般医科及び循環器専門医にとっても必読の書物である。

　本書が広く読まれ，心生検を基礎に置いた正しい心電図診断が臨床の場で広く活用されることを心から希望している。

2018 年 9 月

序　文

　心電図法は，内科診療において，心臓病の診断の糸口となる有力な検査法として広く普及している．1枚の心電図波形から，心筋の炎症，虚血，肥大，拡張などの諸病態に関する有用な情報を得ることができ，さらに基礎疾患の診断，心機能・予後評価などに関する多彩な情報を得ることができる．従って，異常心電図を見た際に正確な情報を判読して正確な病態を把握する，そして次に何をなすべきか，またその情報を臨床診断にどう生かして検査を進めるべきかが循環器専門医だけではなく，一般臨床医および研修医にも求められる．

　生活習慣病の早期発見・早期指導・早期治療に健康診断の重要性は益々高まっている．今日では市民検診，人間ドック，会社・企業健診においてルーチンな臨床検査として心電図検査が行われ，ことに健診心電図で異常を指摘され，精密精査により心筋症，Brugada症候群，J波症候群などの重大な心疾患が発見されることもある．

　ヒトの心電図は1903年にEinthovenにより初めて記録された．当時の心電図記録には標準肢誘導（Ⅰ，Ⅱ，Ⅲ）のみが用いられたが，その後，Wilsonが1932年に単極誘導（V誘導）を導入し，Goldbergerが1942年にaV誘導（aV_R，aV_L，aV_F）を考案し，現在は12個の誘導を用いる方法が世界的に標準12誘導法として広く用いられている．110年以上の歳月を経て，現代では心電計は小型軽量化され，往診先でも簡便に心電図検査ができるようになった．また患者自身が胸部症状出現時に記録する自己記録型心電計や伝送機能のついた心電計が登場している．しかし診断面では未だ不明な点もあり，今後の発展が望まれる．

　最近の心電計では，自動解析法の普及により，自動診断が打ち出されるため，安易にこの自動診断が臨床的に利用されることが多い．しかし，未だコンピュータ自動診断の精度は低く，自動診断結果と実際の病態との間には著しいギャップがあり，自動診断のピットフォールについて認識をしておくことが大切である．

　本書のテーマである健診時の心電図診断と，臨床検査の場としての心電図診断とは多少その意義が異なる．健診の場合には，簡単な既往歴，家族歴，血圧，年齢，性，身長，体重などの情報があり，これらを用いて指導判定区分を行わなければならない．実際上慣れないと不適切な判断を行い，被検者に不適切な指導を行うおそれがあるため，慎重に判断する必要がある．一般診療の際には，被検者を目前にして病歴を聞きながら判断するが，健診の場合にはそれができないために不適切な判断を行うおそれがある．

　著者らはこれまで医学雑誌「診断と治療」への連載も含めて50編以上の心電図論文を著してきたが，その過程において健診心電図を読む際のスクリーニングのポイントや従来の教科書に記載されていない重要な着眼点を見出してきた．

　本書では主として健診心電図の読み方を中心にした解説を行う．これは著者ら自身が全日本労働

福祉協会(全日労)長野支部から全国の健診心電図50万例以上を扱ってきた経験に基づいている．

　本書は臨床医家，研修医，医学生，メディカルスタッフなどの多くの方々に利用して頂き易い内容にしたいと考え，各自の理解向上を図ると共に，患者への適切な生活指導や治療ガイダンスの方法を習得し易いようにまとめた．

　心電図のコンピュータ自動診断が広く利用されるようになった現在，本書がソフトウェアとして「臨床健診心電図学」のテキストとして広く利用され，健診心電図の診断のみならず，幅広く一般臨床において心電図を利用される多くの方々に役立つことを希望する．

　本書の刊行に際しては，徳島大学　森　博愛名誉教授の絶大なるご支援を頂いた．ここに厚く感謝の意を表したい．また本書の上梓に際しては，医学出版社　深田伸子氏の多大なご協力を頂いた．ここに併せて深甚なる謝意を表する．

2018年10月

著者ら

心生検病理組織像

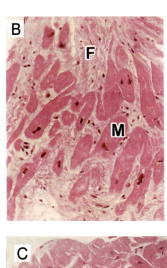

図序-1B 心生検像（心サルコイドーシス）(p.10)

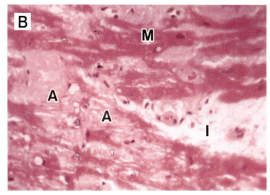

図1-1B 右室心生検像（心アミロイドーシス）(p.14)

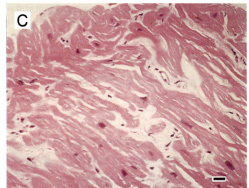

図4-1C 右室心生検像（肥大型心筋症）(p.47)

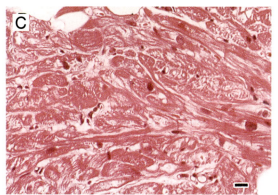

図4-2C 右室心生検像（軽症高血圧性心疾患）(p.48)

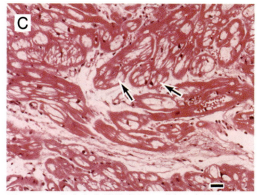

図4-3C 右室心生検像（Fabry病）(p.49)

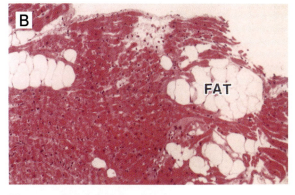

図5-4B 右室心生検像 (p.54)

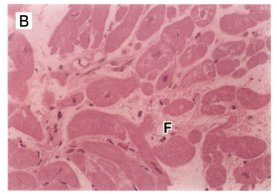

図5-5B 右室心生検像 (p.55)

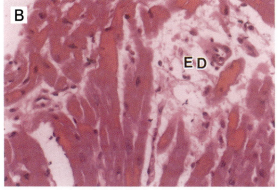

図5-6B 右室心生検像（軽度心筋炎後変化）(p.56)

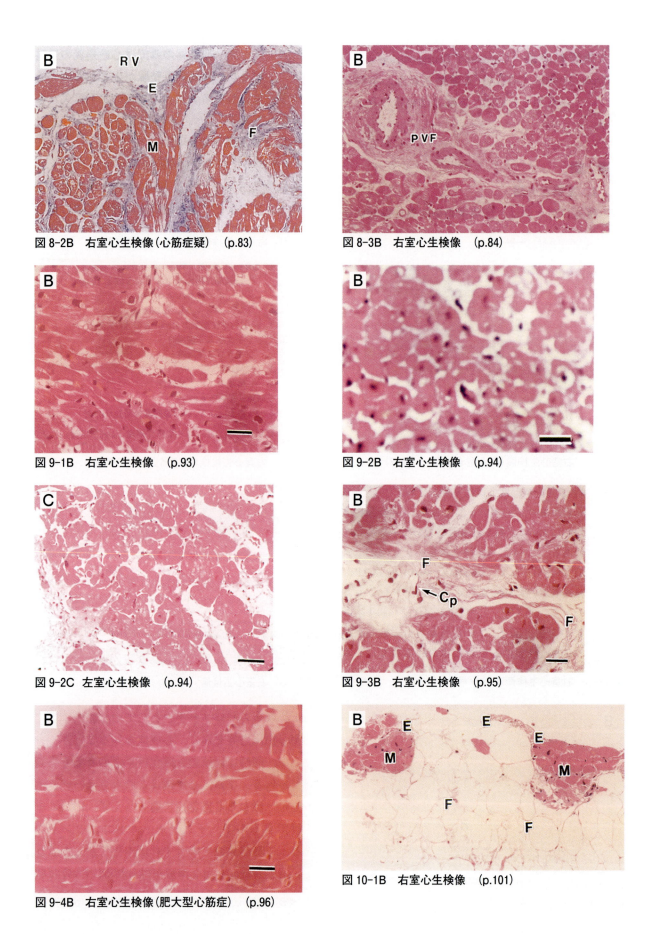

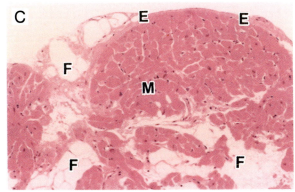

図 10-1C　右室心生検像　（p.101）

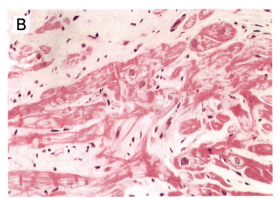

図 11-1B　右室心生検像（Lenégre 病疑）　（p.109）

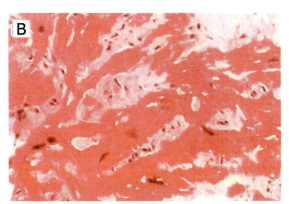

図 13-8B　剖検心－病理組織像　（p.130）

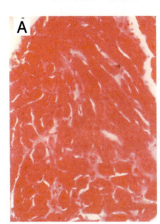

図 13-10A　右室心生検像
（拡張相肥大型心筋症）
（p.132）

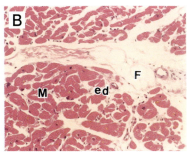

図 10-2B　右室心生検像　（p.103）

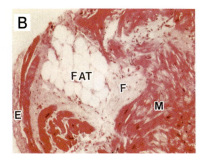

図 13-1B　左室心生検像　（p.126）

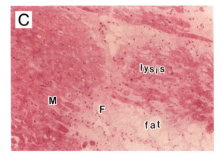

図 13-9C　心生検像（拡張型心筋症）　（p.131）

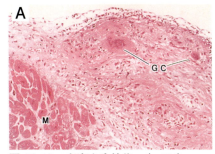

図 15-1A　右室心生検像　（p.144）

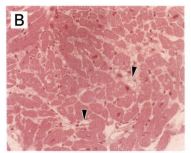

図 16-1B　右室心生検像　（p.153）

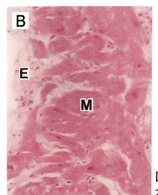
図16-3B　右室心生検像　(p.155)

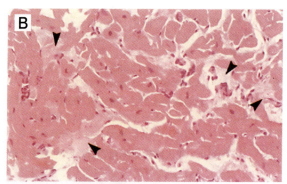
図16-5B　右室心生検像　(p.156)

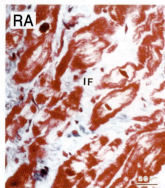
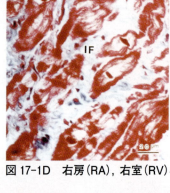
図17-1D　右房(RA), 右室(RV)心生検像(心房心筋症)　(p.165)

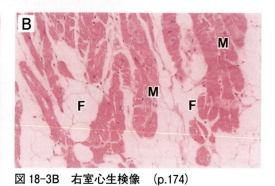
図18-3B　右室心生検像　(p.174)

図18-1C　右室心生検像　(p.173)

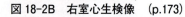
図18-2B　右室心生検像　(p.173)

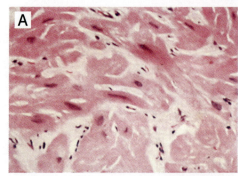
図19-2A　心生検像(肥大型心筋症)　(p.181)

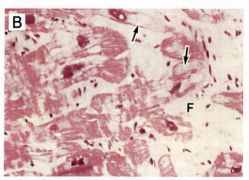
図19-2B　心生検像(拡張型心筋症)　(p.181)

健診心電図から臨床へ
心疾患診断へのアプローチ

目次

序章　心電図自動診断の過剰診断 — 10
1. 健診心電図事始め —— 10
2. Brugada症候群の概念の登場 —— 11

第1章　健診心電図からの心疾患診断・健康指導 [I] — 14
1. ミネソタコードについて —— 14
2. 健診心電図判読の問題点 —— 15
3. 健診心電図精密検査概論 —— 15
4. 健診心電図自動解析法 —— 17

要約 —— 18

[コラム] 心筋疾患診断の糸口 —— 18

第2章　健診心電図からの心疾患診断・健康指導 [II] — 20
1. 心電図所見の実例 —— 20
2. 心電図実例提示に関する各論的考察 —— 31
3. Brugada症候群 —— 32

要約 —— 35

第3章　健診心電図からの心疾患診断・健康指導 [III] — 36
1. 心電図所見の実例（続編） —— 36
2. 心電図実例提示に関する各論的考察 —— 42
3. 心電図異常例の精検結果を分析した研究の成果 —— 44

要約 —— 44

[コラム] J波症候群 —— 45

第4章　巨大陰性T波　46

1. 巨大陰性T波とは —— 46
2. 巨大陰性T波の頻度 —— 46
3. 心生検により鑑別した巨大陰性T波3例 —— 47
4. 巨大陰性T波が肥大型心筋症であるか否かの鑑別点 —— 50
5. 高血圧性心疾患でも認められる巨大陰性T波 —— 50
6. 肥大型心筋症診断の根拠となる奇妙な心筋肥大の意義 —— 51

要約 —— 51

[コラム] Fabry病 —— 50

第5章　左脚ブロック　52

1. 左脚ブロックとは —— 52
2. 左脚ブロックの心電図 —— 53
3. 病因 —— 53
4. 心生検によって病態を明らかにした左脚ブロック3例 —— 54
5. 鑑別診断 —— 57
6. 予後 —— 57

要約 —— 57

第6章　異常Q波　58

1. 異常Q波とは —— 58
2. 心筋梗塞におけるQ波の意義 —— 59
3. 異常Q波を認める疾患 —— 61
4. 鑑別診断 —— 62
5. 鑑別診断の際に注意すべき所見 —— 62
6. 肥大型心筋症，拡張型心筋症および心室内伝導障害での異常Q波 —— 64
7. 健診で異常Q波を認め精査を行った3例 —— 66
8. 自験例の分析結果 —— 68

要約 —— 68

[コラム] 肥大型心筋症による突然死を予知できるか？ —— 69

第7章　漏斗胸　70

1. 漏斗胸とは ── 70
2. 漏斗胸の心電図 ── 70
3. 健診で発見された漏斗胸6例 ── 71
4. 提示6症例について ── 78
5. 心電図判読の際に留意すべき3項目 ── 78

要約 ── 78

［コラム］straight back症候群 ── 79

第8章　房室ブロック　80

1. 定義と分類 ── 80
2. 病因 ── 80
3. Ⅰ度房室ブロック ── 81
4. Ⅱ度房室ブロック ── 81
5. 高度房室ブロック ── 81
6. Ⅲ度房室ブロック ── 81
7. 健診で発見された房室ブロック5例 ── 82
8. 説明図を用いた不整脈・伝導障害の患者指導 ── 86
9. 考察 ── 86

要約 ── 88

［コラム］心サルコイドーシスの心電図所見 ── 89

第9章　左室肥大　90

1. 左室肥大心電図の特徴 ── 90
2. 心電図診断基準 ── 91
3. 心室肥大所見で心生検を行い病態解析した4例 ── 93
4. 左室肥大心電図に対するアプローチ ── 97

要約 ── 97

［コラム］心電図と心生検所見との関連 ── 92

第10章　心室期外収縮　98

1. 定義と診断 ── 98
2. 病因と鑑別 ── 98
3. 心電図上の特徴 ── 98
4. 健診で発見された心室期外収縮4例 ── 100
5. 心室期外収縮例に対するアプローチ ── 105

要約 ── 106

［コラム］不整脈原性右室心筋症 ── 107

第11章　脚ブロック，軸偏位の診断と患者指導ガイダンス [I]　108

1. 脚ブロックと軸偏位，ヘミブロック —— 109
2. ヘミブロック例の予後 —— 116
3. 右脚ブロックの病因，病態 —— 116

要約 —— 116

[コラム] 左脚中隔枝ブロック —— 117

第12章　脚ブロック，軸偏位の診断と患者指導ガイダンス [II]　118

1. 右脚ブロックをめぐる心電図判読の実際 —— 118

要約 —— 125

第13章　心室内伝導障害ないしwide QRS波　126

1. 10症例の提示 —— 126
2. 考察 —— 133

要約 —— 133

[コラム] 不整脈伝導障害型心筋症の提唱 —— 135

第14章　心雑音で発見される心疾患のプライマリー診断　136

1. 3症例の提示 —— 140
2. 心雑音の聴診技術習熟の学習法 —— 142

要約 —— 143

第15章　突然死ないしニアミスを予知できる心電図　144

1. 8症例の提示 —— 145
2. 考察 —— 150

要約 —— 151

第16章　ST-T変化の読み方と対応　152

1. 6症例の提示 —— 152
2. 運動負荷関連心電図2例 —— 158
3. ST上昇の心電図 —— 159
4. 考察 —— 160

要約 —— 161

[コラム] 失神のメカニズムを解明できたTilt試験／女性にみる運動負荷心電図判定の問題点 —— 157, 162

第17章 上室不整脈の読み方と対応 — 164

1. 3症例の提示 —— 165
2. 上室不整脈に対する対応策 —— 166
3. 模型図による上室不整脈の解説 —— 168

要約 —— 171

第18章 基礎に心疾患が疑われる心室不整脈の読み方 — 172

1. 3症例の提示 —— 172
2. 良性不整脈と悪性不整脈の見分け方 —— 174
3. ABCDE症候群とは —— 174
4. 不整脈原性右室心筋症ではなく不整脈原性心室心筋症 —— 175
5. 模型図による心室不整脈の解説 —— 176

要約 —— 178

[コラム] 無症候性coved型Brugada型心電図例のリスク評価 —— 179

第19章 健診5万例における心筋症心電図の頻度と内訳 — 180

1. 心筋症の定義と分類 —— 180
2. 心電図だけから心筋症の診断は可能か？ —— 182
3. 心筋疾患を発見する契機となる心電図所見の特徴的パターン —— 182
4. 心筋症を診断する際に必要な除外項目と採択項目 —— 182
5. 5万例中心筋症が強く疑われる8例 —— 182

要約 —— 187

第20章 図説による刺激伝導障害の理解 — 188

1. 心サルコイドーシスを疾患モデルとした刺激伝導障害の理解 —— 188
2. 模型図による刺激伝導障害の解説 —— 189
3. 心臓刺激伝導障害の各型 —— 193

要約 —— 193

序章

心電図自動診断の過剰診断

はじめに

　最近は心電図診断に自動解析装置による自動診断を用いる人が多くなっている[1),2)]．例えば診断の場面で，23歳，女性の心電図に異常Q波を認めた際，可能性から言えばあり得ない「側壁心筋梗塞疑い」という自動診断をそのまま信用して不適切な生活指導を行う医師がいる．会社健診であれば，このような診断に基づいて本人に不利な勤務条件を課している事例も認められる．もしこの例が基礎疾患として心筋症を持つ例であれば，「このような異常Q波は心筋症の際に認め得る所見である」旨を説明し，適切な診断のもとに適切な健康管理を行うことが必要である．

　著者らは2003-2005年に21編の健診心電図診断解説シリーズの論文を「診断と治療」誌上に発表した．この解説論文の背景には，心筋の実態を直接観察できる心生検法[24)]などに関する著者らの50年に及ぶ経験が母体となっている[3)-23)]．

　その代表的な例を図序-1に示す．

1 健診心電図事始め

　著者らの一人，関口は東京女子医科大学心研から信州大学第一内科に転任して以来，長野県の勤労者の健診心電図の判定を依頼された．長野県には中小企業勤

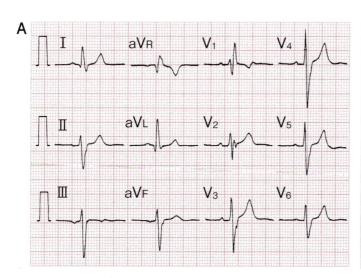 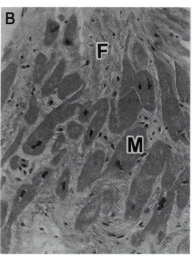

図序-1　両脚ブロック所見を示す中年女性の心電図(A)と心生検像(心サルコイドーシス)(B)
（カラー図口絵参照）

　「図Aのような完全右脚ブロック＋左脚前枝ブロック(著明な左軸偏位)を示す中年女性の心電図をみたら心サルコイドーシス(心サ症)を考えよ．」と著者らは主張している．本例では心生検を行って図Bのような組織像を得た．"心サ症の肉芽腫病変が認められないから心生検は役立たない．"との考えは妥当でない．非特異的であっても，心筋細胞(M)肥大(1点)，心筋細胞配列の乱れ～断裂(2点)，心筋細胞変性(2点)，間質線維化(F)(2点)などの病変があり，「有意な心筋病変スコア[24)]」は計7点に達し，心室内伝導障害と明らかに関連づけることができる．心電図から心筋症を考える所見として銘記して頂きたい．

労者の定期健康診断システム(全日本労働福祉協会;全日労,長野県支部)があり,各職場と連携して年間70,000余例の内に異常ないし境界域所見と診断された年間20,000余例の心電図判読を行っている.健診心電図所見の分類としてはミネソタコードが広く知られているが,このコードは健診時などでの実用性には不便な点があることが指摘されている[3),37).そこで著者らは,独自の健診心電図所見コード(KSコード;kitajima-sekiguchi code)を発案,作成し,不整脈や伝導障害例を中心に,正常例を含む70,524例の成人心電図のコンピュータ診断と16,153例についての専門医診断の比較検討を行った[36).

2 Brugada 症候群の概念の登場

1992年,スペインのBrugada J, Brugada Pは,反復する失神発作などを示すが,明らかな器質的基礎疾患がない8例において,その非発作時心電図が,①右脚ブロック,②右側胸部誘導(V_{1-3})での著しいST上昇,③正常QT間隔などの共通した特徴的所見を示し,これらの中には夜間睡眠中に急死する例があり,これが特発性心室細動の基質の1つであることを発表した.

その後の研究から,本症候群の心電図の基本波形にはcoved型とsaddle-back型の2型があり,本症候群が健診受診対象である青壮年男性に多く,その心電図所見が前者では心筋虚血時のST上昇,後者では不完全右脚ブロック所見に酷似するため,Brugada症候群についての正しい知識と心電図的な鑑別診断が,健診心電図診断にとって極めて重要な問題となってきた.

本症候群は男性に多く,アジア人に多いとされている.わが国では青壮年男性に多く,家族性発症例よりも孤発例が多い.本症には明らかな基礎的心疾患はないが,その後,心筋細胞膜Naのチャンネルをcodeする遺伝子*SCN5A*のαサブユニットに変異があることが見出され,イオンチャネルの異常により致死的不整脈が生じる疾患(イオンチャネル病)として広く関心を集めている(**図序-2,序-3**).

Brugada型心電図の特徴の1つに経時的波形変動がある.同じ患者が,ある時点ではcoved型を示し,時にはsaddle-back型を示す場合があり,また中間型や正常所見を示す場合さえある.このような心電図所見は,コンピュータ診断に反映され難いため,医師の診断でどの程度に認められるかについて検討した[36).

1996年の1年間の全健診例70,524例(男性47,807例 女性22,717例)でのコンピュータ診断と,ほぼ同一母集団に属する異なった健診例16,153例(男性10,997例 女性5,156例)について,循環器専門医2名による診断を行い,両群における心電図異常の頻度を比較し,併せてBrugada型心電図の出現率についても調査した[36),37).

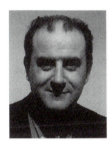

図序-2 Dr.Josep Brugada
国際シンポジウム(4th International Symposium on Cardiomyopathy and Myocarditis, Tokyo, 1997)のabstractに提出した写真

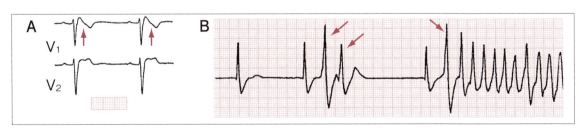

図序-3 Brugada症候群の自験例(関口)[39)
A:coved型心電図(矢印),B:R on T現象(矢印)を示す心室期外収縮から心室細動に移行した心電図で,植込み型除細動器(ICD)内の記録から発見された.

このコンピュータ診断対象(70,524例)と医師による診断対象(16,153例)との間には重複例はないが，両者に属する例は全て通常健康人として勤務している人々である．この調査結果[36),37)]では，不整脈，伝導障害は男性に多く認めたが，心房調律，低電位差，ST低下，平低T波，陰性T波は女性に多く認めた．

Brugada心電図は，医師による診断対象中43例(0.27%)に認められた．内coved型は4例(0.025%)，saddle-back型は26例(0.16%)，中間型は13例(0.08%)であった．coved型を示した4例は何れも男性(年齢54±8歳)であったが，失神，不整脈などの病歴はなかった．この著者らの研究成果は，1997年に東京で開催された不整脈原性心筋疾患の国際シンポジウムで発表し，Brugada症候群の最初の発見者の1人であるBrugada J(図序-2)により無症候性Brugada症候群に属する例として注目して頂いた．coved型心電図の波形を認めた場合は，悪性(致死的)不整脈を起こす可能性があるため，循環器専門医のもとでの精査および長期管理が必要である．ことに2mm以上上昇を示す上方凸のcoved型波形を示す男性例は要注意で，特に失神発作や若年性急死(心臓死)家族歴の疑いがある例は精密検査が必要である．自然coved型ST上昇波形は心臓突然死のマーカーの1つであり，無症状であっても，適切な管理により突然死を予防する必要がある[38)]．

文献

1) 心電図自動解析プログラム解説書．pp.1-10，フクダ電子，1995
2) 心電図の自動解析 ECAPS12C．日本光電，2001(第6版)
3) 北島 敦，関口守衛ら：健診心電図異常から心疾患を診断する〔Ⅰ〕．診断と治療 2003；91：1098-1104
4) 北島 敦，関口守衛ら：健診心電図異常から心疾患を診断する〔Ⅱ〕．診断と治療 2003；91：1279-1285
5) 北島 敦，関口守衛ら：健診心電図異常から心疾患を診断する〔Ⅲ〕．診断と治療 2003；91：1451-1457
6) 北島 敦，関口守衛ら：健診で発見された巨大陰性T波(GNT)を心生検によって鑑別診断した3症例．診断と治療 2003；91：1783-1789
7) 北島 敦，関口守衛ら：心生検によって病態を明らかにしえた健診発見の左脚ブロック3症例．診断と治療 2003；91：1979-1985
8) 北島 敦，関口守衛ら：健診で発見された異常Q波精査3症例．診断と治療 2003；91：2155-2161
9) 北島 敦，関口守衛ら：健診心電図異常から発見された漏斗胸7症例．診断と治療 2004；92：1-7
10) 北島 敦，関口守衛ら：健診で発見された各種房室ブロック5症例の図説．診断と治療 2004；92：177-193
11) 関口守衛，北島 敦ら：健診心電図左室肥大所見が糸口となり心生検によって病態解析をした4症例．診断と治療 2004；92：357-363
12) 関口守衛，北島 敦ら：健診で問題となった心室性期外収縮の精査4症例．診断と治療 2004；92：541-547
13) 関口守衛，北島 敦ら：健診で発見される右脚ブロックと軸偏位の診断と患者指導ガイダンス(Ⅰ)．診断と治療 2004；92：725-731
14) 関口守衛，北島 敦ら：健診で発見される右脚ブロックと軸偏位の診断と患者指導ガイダンス(Ⅱ)．診断と治療 2004；92：897-903
15) 関口守衛，北島 敦ら：心室内伝導障害ないしワイドQRS心電図を示す症例を分析する．診断と治療 2004；92：1093-1099
16) 関口守衛，北島 敦ら：心雑音で発見される心疾患のプライマリー診断．診断と治療 2004；92：1281-1287
17) 関口守衛：突然死ないしニアミス(突然死症候群)を予知できる心電図の実際．診断と治療 2004；92：1457-1463
18) 関口守衛，北島 敦，矢崎善一：健診心電図のST・T変化をどう読みどう対処するか．診断と治療 2004；92：1801-1807
19) 関口守衛，北島 敦ら：健診でみる上室性不整脈をどう考え，どう対処したらよいのか．診断と治療 2004；92：1969-1975
20) 関口守衛，北島 敦ら：心疾患があると思われる健診心電図の心室性不整脈をどう読むか．診断と治療 2004；92：2165-2171
21) 関口守衛，北島 敦ら：一般市民検診5万例における心筋症心電図の頻度とその内訳．診断と治療 2005；93：1-7
22) 関口守衛，北島 敦ら：心臓の刺激伝導障害を図説によって知る．診断と治療 2005；93：165-171
23) 関口守衛，北島 敦ら：健診心電図から心疾患を診断するシリーズ―まとめ―．診断と治療 2005；93：329-337
24) 関口守衛ら：心生検．循環器専門医 1999；7：363-375
25) 関口守衛ら：心電図・ベクトル心電図から心筋症を診断する．日医報 1978；2818
26) 今井千美：特発性心筋症の心電図およびベクトル心電図―肥大型心筋症とうっ血型心筋症の比較検討および心内膜心生検と剖検所見との対比．東女医大誌 1980；50：1071-1094
27) 関口守衛：不整脈，伝導障害を主徴とする心筋症(ECM)の提唱．日本臨牀 1991；49：71-80
28) 矢崎善一，関口守衛：心サルコイドーシス―臨床病理的多様性．呼と循 1998；46：37-46
29) 関口守衛ら：不整脈原性右室心筋症ないし異形成症(ARVC/D)．日本臨牀 2000；58：108-116
30) 関口守衛：心電図経過から心筋症，肺疾患の重症度を知り心臓移植適応を考える．診断と治療 2000；88：865-871
31) 関口守衛ら：病歴と心電図による虚血性心疾患の鑑別診断法．診断と治療 1996；84：2341-2347
32) 木下 修ら：不整脈のカテーテルアブレーション治療―症例を中心として―(6シリーズ)．診断と治療 1997；85：5・

169・333・507・679・843
33) 酒井達夫, 関口守衛ら：学童の心疾患―その発見から治療管理まで. 診断と治療 1997；85：1005・1189・1355・1719・1895・2081 and 1998；86：7・165・327・489・643・803
34) 関口守衛：「心と肺の臨床」シリーズまとめ. 診断と治療 2003；91：943-949
35) 関口守衛, 北島 敦ら：不整脈を主徴とする心臓病の頻度とその内訳―アンケート調査報告. Therap Res. 1999；20：1127-1130
36) 北島 敦, 関口守衛ら：成人健診 70,524 例のコンピューター診断例と 16,153 例の専門医判定例における心電図異常所見の比較検討. ―不整脈, 伝導障害, Brugada 症候群を中心として. Therap Res. 1999；20：347-350
37) 北島 敦：心臓検診における心臓精密検査例の臨床的・病理学的分析. 信州医誌 2000；48：105-120
38) 森 博愛：遺伝性不整脈, 医学出版社, 東京, 2009
39) 関口守衛ら：心電図自動診断の不完全右脚ブロック, RSR, 右室伝導遅延は右室負担なのか, Brugada 型突然死予備軍なのか. 診断と治療 2000；88：2137-2143

第1章
健診心電図からの心疾患診断・健康指導 [I]

はじめに

最近、日常診断に用いられる心電計には自動解析診断装置[1), 2)]が付いており，計測値や心電図診断が自動的に打ち出される．例えば左室肥大所見を示す例では「左室肥大」，「左室肥大疑い」などの診断名が打ち出される．健診心電図には，通常，年齢，性，身長，体重，血圧などが付記されている．また，①心疾患病歴の有無，②若年性急死の家族歴の有無，③心疾患で治療中かどうか，などの簡単な問診情報も記入されている．

健診心電図を見る際には，これらの情報を参考にして，①正常範囲，②有所見；当面無害性，③要観察，④治療中，⑤要精密検査と分類するが，これらの5種類のカテゴリーにどのようにして分類するかの判断が問題となる．一般に「要観察」と判定した際には3カ月後の被検者の再健診を意味する場合が多いが，著者らは次年度の再検査を指導するのが良いと考えている．

本章ではこのような診断過程を実例で示し，健診担当医および健康管理事務担当者の注意を喚起したい．

図1-1は，心電図異常を発見の糸口として，心アミロイドーシスを診断し得た例を示す．

1 ミネソタコードについて

健康診断心電図に関する内外の資料では，通常，ミネソタコードによる分類を基本としている場合が多い．

ミネソタコードは、ミネソタ大学のBlackburnら[3)]により発案され，疫学調査を目的とした成人心電図の統一的な分類法である．その後1968年[4a)]，1982年[4b)]に改訂され，現在，心電図波形の分類法として世界的に広く用いられている．しかし，ミネソタコードはあくまでも心電図波形の分類法に過ぎず，異常波形の臨床的意義の評価に適した分類法ではない．

渡辺ら[5)]は，ミネソタコードについて，波形の計測

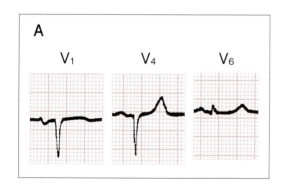
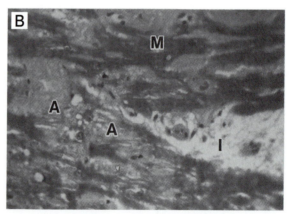

図1-1　R波増高不良から心アミロイドーシスを診断した例の心電図(A)と右室心生検像(心アミロイドーシス)(B)（カラー図口絵参照）

56歳，女性．心電図はR波増高不良を示し，起立性低血圧を認めた．本例では右室心生検を行い，心アミロイドーシスの診断が確定した(H-E染色)．

M：心筋細胞，A：アミロイド物質，I：心筋間質

法，その臨床的意味づけ，各波形の指導区分などについて解説[5]しているが，利用方法がやや煩雑なため，あまり利用されていないことを指摘している．

2 健診心電図判読の問題点

大企業の健康管理室などでは常勤産業医が勤務しており，従業員の年次健康診断で記録した心電図についてコンピュータ診断などを参考にし，産業医が総合的に心電図診断を行ってカテゴリー分類をしているため，あまり大きい問題は生じないが，施設によっては心電図診断に造詣があまり深くない医師が心電図自動診断結果をそのまま被検者に伝えている場合があり，このような際には下記に例示するような種々の弊害が生じる．

● 20歳，女性例の心電図に異常Q波を認めた際，自動診断が「側壁心筋梗塞の疑い」と診断した例で．本人に「あなたには心筋梗塞があります」と伝えると，本人に著しい不安を与え，不要な心配をかける．このような場合の異常Q波は心筋症に起因する場合が多い．

● WPW症候群の心電図は，多くの場合，自動診断で的確に診断されるが，まれに異常Q波として「心筋梗塞の疑い」と診断される場合がある．このような場合，そのまま被検者に自動診断結果を伝えると，被検者に無用な心配を与える．

3 健診心電図精密検査概論

著者らの一人，関口は信州大学第一内科主任教授在任中に，長野県で中小企業勤労者の年次検診時に記録した多数の心電図の判読を依頼された．それらの中の異常心電図例数は1,000余例/週に及び，これらの心電図を教室員が分担し，判読した．

これらを表1-1に示す5種類にカテゴリー分類し，「判定5」に属する例はできるだけ大学病院への受診を勧めた．これらの例では，詳しい問診，詳細な理学的診察に加えて，心エコー図，ホルター心電図，心臓核医学検査などの精密検査を実施し，その結果，重要な心疾患が疑われ，入院，精査が必要と判断された場合は，インフォームドコンセントを得た上で，心臓カテーテル検査や心内膜心筋生検（以下，心生検と略す）を行って診断した．

このようにして検討した健診例537例の検査結果を北島が論文としてまとめて発表した[7]．

健診心電図の自動解析診断リスト（著者ら改変）を表1-2に示す．また表1-2の項目の中で判読医師の参考に供する解説を表1-3に示す．

表1-1 健診心電図判定区分

	判定	受診者への指示事項
1	正常範囲内	検査の範囲内では異常を認めず，日常生活に支障がない．
2	有所見；当面無害	軽度の所見があるが，当面無害として日常生活を継続．
3	要観察	異常があるため来年まで経過を観察する．途中，変わった症状出現時には循環器専門病院受診．以前の健診で心電図異常を指摘されて精査を受けた人は，精査追加は不要で，経過を観察する．
4	治療中	引き続き治療を続ける．
5	要精検	このまま放置してはいけない明らかな異常があるため，循環器専門病院に受診する必要がある．

注：要注意，放置可という用語は誤解を招く恐れがあるため用いない．

表 1-2　健診心電図所見コード（自動解析診断リスト[1,2]に著者らが改変を加えた）

1. 洞頻脈
2. 洞徐脈
3. 洞不整脈
4. 心房細動, 心房粗動
5. 補充調律
6. 上室期外収縮
    a. 散発性　　b. 頻発性
    c. 心室変行伝導　d. 連発性
7. 発作性上室頻拍
8. ペースメーカ移動（wandering P）
9. 心室期外収縮
    a. 代償性　b. 間入性　c. 散発性
    d. 頻発性　e. 連発性　f. 2段脈
    g. 2源性　h. 多源性　i. R on T
10. 心室頻拍
11. 心室細動
    a. 大波型　b. 小波型
12. QT 間隔延長
13. 心房調律, 左房調律
14. 洞房ブロック
15. 非伝導性心房期外収縮
16. 洞停止
17. 房室干渉解離
18. Ⅰ度房室ブロック
19. Ⅱ度房室ブロック
    a. Wenckebach 型（あるいは Mobitz Ⅰ型）
    b. Mobitz Ⅱ型
20. Ⅲ度房室ブロック（完全房室ブロック）
21. 人口ペースメーカ調律
    a. VVI　b. DDD　c. AAI　d. その他
22. 時計回転
23. 反時計回転
24. 右軸偏位
25. 左軸偏位
26. 不定軸
27. 不完全右脚ブロック
28. 完全右脚ブロック
29. 完全右脚ブロック＋右軸偏位
30. 完全右脚ブロック＋左軸偏位
31. Brugada 型
    a. coved
    b. saddle-back
32. RSR'
33. 右室伝導遅延
34. 不完全左脚ブロック
35. 完全左脚ブロック
36. 心室内伝導障害
37. WPW 症候群
38. PR 短縮
39. 右房負荷
40. 左房負荷
41. 低電位差
42. 右室肥大疑い
43. 左室肥大
44. ST-T 変化を伴う左室肥大
45. 左室肥大疑い
46. 左室肥大を否定し得ず
47. 高電位
48. 心筋障害
49. ST 上昇
50. 心膜炎の ST 上昇
51. 早期再分極
52. ST 低下
53. 陰性 U 波
54. T 波増高
55. 平低 T 波
56. 陰性 T 波
57. 巨大陰性 T 波
58. 非特異的 ST-T 変化
59. 陳旧性心筋梗塞
    a. 下壁
    b. 前壁中隔
    c. 心室瘤
    d. その他
60. 異常 Q 波
    a. WPW 症候群の Q 波
    b. 肥満者
    c. その他
61. 心筋症疑い
    a. 異常 Q 波
    b. T 波異常
    c. その他
62. R 波増高不良（V_{1-4}）
63. 右胸心
64. 偽性心室頻拍

表 1-3 解説を要する項目(判定医師参考用)

1.	洞頻脈	1分間に心拍数が100以上の例　130以上は判定3
2.	洞徐脈	1分間に心拍数が49以下の例　40以下は判定3　60歳以上で35以下は洞不全症候群を考えて判定5とする.
6a.	散発性上室期外収縮	1個でもあれば(1～2個)要観察とする.
6b.	頻発性上室期外収縮	心電図記録で3個以上ある例は要精検とする.　心房細動に発展する危惧がある.
9c.	散発性心室期外収縮	心電図記録内の2個以下の例は要経過観察とする.
9d.	頻発性心室期外収縮	心電図記録内に3個以上ある例は要精検とする.
13.	心房調律・左房調律	この項目には冠状静脈洞調律も含む.　しかし,　基礎疾患がある例,　例えば高血圧を伴う左房調律などは要精検とした方が良い.
24.	右軸偏位	＋120°以上は判定3
25.	左軸偏位	－45°以上,　単独で出現している例および他の合併異常所見が軽微な場合は判定3,　それ以下のものは正常範囲とする.
31.	Brugada型心電図	明らかな基礎疾患がない例で,　突然,　心室細動が出現して急死することがある.　右側胸部誘導での著明なST上昇があり,　J波が顕著で,　一見,　右脚ブロックに類似する.　男性,　特にアジア人に多い.　自動診断では過診断される場合があるため要注意.
31a.	coved型	天井などの弓形折り上げと訳されるが,　関口は合掌造りの屋根型と日本人に分かり易い訳を用いることを提案している.
31b.	saddle-back型	馬の鞍という意味.
33.	右室伝導遅延	右室伝導遅延は日本光電,　RSR'はフクダ電子の診断名であるが,　これらの所見は10,645例中121例(1.1%)に認められる.　不完全右脚ブロックやBrugada型心電図が混在しているおそれがある.
36.	心室内伝導障害	心室内伝導障害または心室内ブロックと同義語.　QRS間隔≧0.12秒(120ms以上).　要観察.　QRS間隔124ms以上の例で,　高度の軸偏位,　ヘミブロック,　心室性期外収縮の頻発などを伴っている場合は心筋症の疑いがあるので要精検とする.
38.	PR短縮	PR間隔<0.12秒.　LGL(Lown-Ganong-Levine)症候群は,　房室結節をバイパスするJames線維束(副伝導路)があるためにPR間隔が短縮する(QRS間隔は正常).　頻脈発作(発作性上室頻拍)の病歴が無ければ正常範囲とする.
61.	心筋症疑い	$V_{1,2}$のR波増高,　V_{4-6}の深いQ波(中隔Q),　Ⅱ,　Ⅲ,　aV_FあるいはⅠ,　aV_Lの異常Q波,　冠性T波を伴わない異常Q波,　wide QRS波を示す心室内伝導遅延,　左室肥大＋ST-T変化,　巨大陰性T波などの所見を認めた場合は心筋症を考慮する.

4　健診心電図自動解析法

わが国の心電計メーカーは2社[1),2)]があり,　これら2社の心電図自動解析ソフトウェアには,　著者らを含む心電図研究者の意見をとり入れた心電図診断リストが用いられている.　これら2社の心電図診断名は,　ほぼ類似しているが,　若干の相違点があり,　右室伝導遅延については,　RSR'と打ち出される場合がある.

そのため著者らは総合的に**表1-2**に示す心電図コード分類表を作成した(KSコード；kitajima-sekiguchi code).　このようにして作成した心電図所見に臨床情報を加えて,　各患者を**表1-1**に示す指導区分に分類する.

要約

　最近の心電計は自動解析診断装置を内蔵し，心電図診断が自動的にプリントアウトされるため非常に便利な一面があるが，打ち出された診断名の臨床的意義や患者指導区分は，判定担当医がそれぞれの例について適切に判断しなければならない．本章では健診心電図異常をどのような過程を経て，臨床診断，生活指導および治療に結びつけるかについて解説した．

　なお，**表 1-2, 3** の心電図所見コードには同一の番号を用いて読者の便宜を図った．

文献

1) 心電図の自動解析 ECAPS 12C. 日本光電工, 2001（第 6 版）
2) 心電図自動解析プログラム解説書. pp.1-10, フクダ電子, 1995
3) Blackburn H, Keys A, Simonson E et al. The electrocardiogram in population studies. Circulation 1960；21：1160
4a) Rose GA and Blackburn H. Cardiovascular survey methods. Monograph series No.56, WHO, Geneva, 1968, pp.98-105 and Annex 1.
4b) Rose GA, Blackburn H, Gillum RF, Prineas Rj. Cardiovascular survey methods. WHO, Geneva, 1982, pp. 89-95 and Annex 1.
5) 渡辺　孝, 生方茂雄：新異常心電図—ミネソタコードと臨床. 日本メディカルセンター, 東京, 1993
6) 関口守衛ら：心筋生検. 循環器専門医 1999；7：363-375
7) 北島　敦：心臓検診における心臓精密検査例の臨床的・病理学的分析. 信州医誌 2000；48：105-120
8) 森　博愛（編）：心電図の基礎と臨床—循環器学へのアプローチ. 医学書院, 東京, 1990
9) 森　博愛：心電図とベクトル心電図. 医学出版社, 東京, 2002
10) Chou TC：Electrocardiography in Clinical Practice. Grune and Stratton, New York, 1979
11) Borys Surawicz MD MACC and Timothy Knilans MD：Chou's Electrocardiography in Clinical Practice. Adult and Pediatric, 6ed, 2008

COLUMN

心筋疾患診断の糸口

　心疾患の診断には胸部 X 線写真像，心臓の理学的診断，心電図の 3 つが柱となるが，これによって弁膜症や先天性心疾患はかなり詳しい診断が可能である．虚血性心疾患も，狭心痛などの特有な病歴や心電図の特徴，すなわち異常 Q 波や冠性 T 波，ST-T 変化が運動負荷で変化するなどの特有な所見が出るので診断精度からいえば高い．しかしこれらの原則がうまく適用できない症例に遭遇することがある．そこで心筋疾患を考える必要がある．

　心筋疾患の患者はいろいろな理由で医師のもとを訪れる．呼吸困難，息切れ，動悸，胸痛や胸部圧迫感，失神，浮腫，不整脈など心疾患らしい症状をもって受診することも確かに多い（約 70% 例）．しかしいわゆる健康者とみなされる人たちが胸部 X 線写真像，心電図，心音などの異常によって発見されることが問題である．最近冠状動脈造影の普及により今まで心電図などから冠硬化症と診断していた症例が実は心筋疾患と判明する事例が多く出ている．

　心筋疾患を考える出発点はどうも普通の心電図ではないらしいという直感による．そこで「心筋疾患の診断は心電図に始まり心電図で終わる」といっても過言ではないといえよう．つまり心電図異常が重要な診断的情報を提供しているのである．

第2章
健診心電図からの心疾患診断・健康指導 [Ⅱ]

1 心電図所見の実例

本章では第1章の続編として心電図の実例を示して解説する．

Ⅰ 不整脈

図2-1 心電図実例(1～5)

1. 洞頻脈 sinus tachycardia　判定1～3

1分間の心拍数が100以上のもので，心拍数130/分以上の例は要観察とするが，100/分以上でも正常範囲の場合が多い．この所見は心電図記録時の被検者の不安による場合が多い．

1分間の心拍数が130拍以上の極端な頻脈や，逆に40以下の極端な徐脈が長時間続くと，徐々に心筋に負荷が加わる．この際，基礎に心臓病があると容易に心不全に陥る．このような例では積極的な心拍数の調整が必要である．基礎的心疾患が全くない例でも，長期間にわたり頻脈が続くと心筋細胞が変性し（リモデリング），拡張型心筋症に似た心不全をおこす**頻脈誘発性心筋症**という病態が注目されている．健診例中1.6%に認める．

2. 洞徐脈 sinus bradycardia　判定1～3 or 5

心拍数が1分間49以下のもので，健診例中0.8%に認める．60歳以上の例では心拍数35/分以下の例は洞不全症候群を考えて判定5とする．

3. 洞不整脈 sinus arrhythmia　判定1

いわゆる呼吸性不整脈による例が多い．健診例の11.4%に認める．（RR間隔の変動が平均RR間隔の40%以上は極端な洞不整脈と判定する）．

4. 心房細動，心房粗動 atrial fibrillation, atrial flutter　判定5

a. 心房細動

P波を認めず，f波（細動波）があり，RR間隔は全く不規則である．健診例中0.5%に認める．

b. 心房粗動

F波のためにⅡ誘導が鋸歯状波形（のこぎり歯状）を示す．健診例中0.01%．

5. 補充調律 escaped rhythm　判定5

RR間隔が延長した際に，下位中枢の自動能が出現することにより生じるリズム．健診例にはほとんど認めない．

図2-2 心電図実例(6～8)

6. 上室期外収縮 premature supraventricular contraction, PSVC

a. 散発性 sporadic　判定3

上室期外収縮が全記録波形のうち2個以内．健診例中0.9%．

b. 頻発性 frequent　判定5

上室期外収縮が3個以上，または記録波形の10%以上の例，健診例中0.3%．

c. 心室内変行伝導 aberrant ventricular conduction　判定3 or 5

上室期外収縮であるが，QRS間隔が広く，心室期外収縮と間違い易い．異所性P波が先行しているのが特徴で，しばしば右脚ブロック型波形を示す．

d. 上室連発性 PSVC runs　判定5

上室期外収縮が2～3個連発して出現するもの．

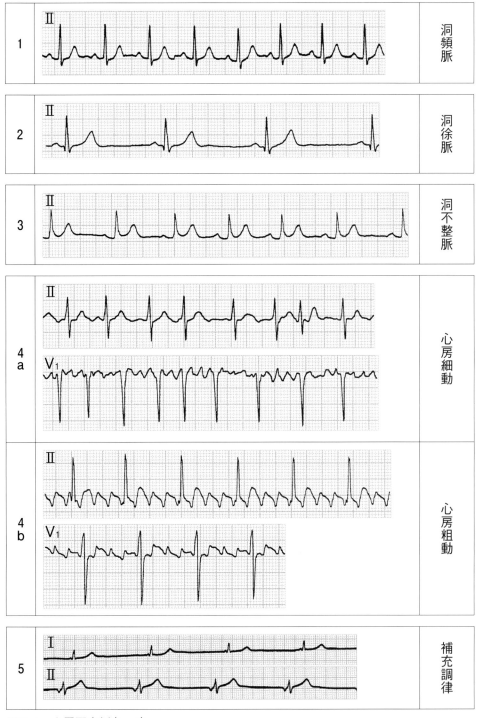

図2-1 心電図実例(1〜5)

7. 発作性上室頻拍 paroxysmal supraventricular tachycardia, PSVT　判定5

心拍数は150〜250/分．異所性P波がQRS波に重なり，認め難い場合がある．健診例中にはみられなかった．

8. ペースメーカ移動 wandering pacemaker　判定3

刺激生成部位が洞結節から他の領域に移動するもので，P波形が連続的に変化する．

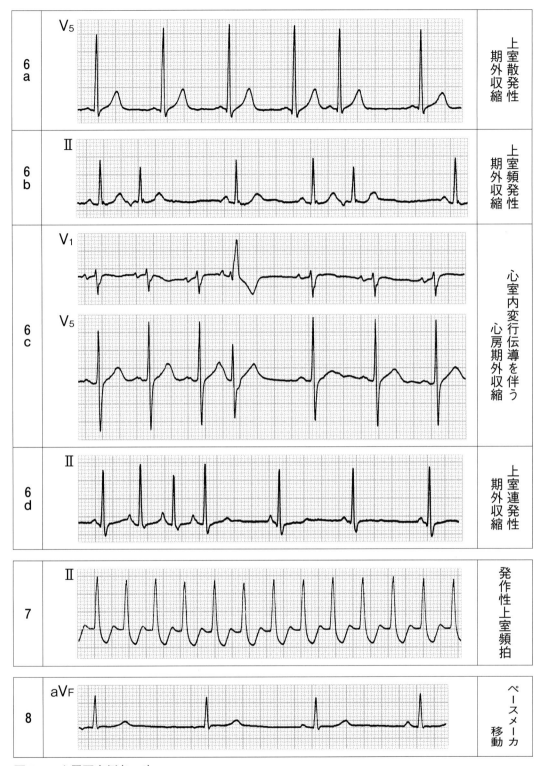

図2-2 心電図実例(6～8)

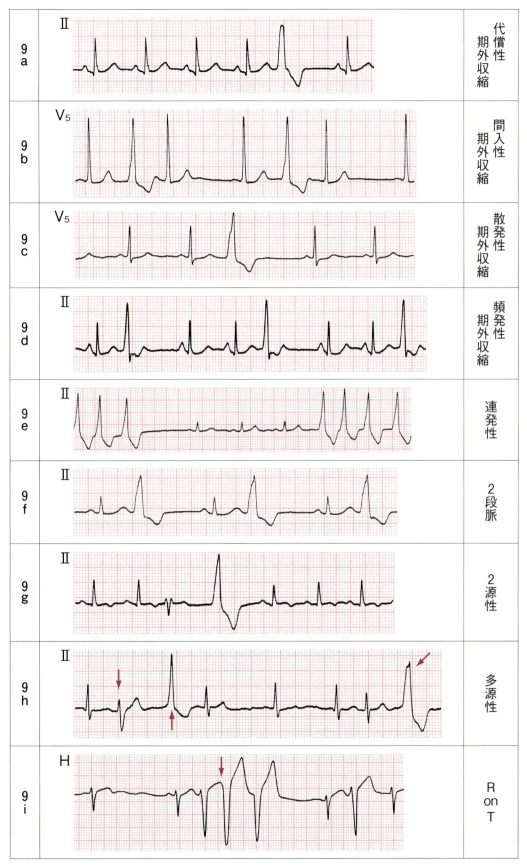

図 2-3　心電図実例（9）

図 2-3 心電図実例(9)

9. 心室期外収縮 premature veutricular contraction, PVC

a. 代償性 compensated　判定 3
　心室期外収縮が生じた後に完全代償性休止期がある.

b. 間入性 interpolated　判定 3
　心室期外収縮が洞性周期の間に間入する.

c. 散発性 sporadic　判定 3
　心室期外収縮が全心電図記録のうち 2 個以内, または記録波形の 10% 未満のもの. 健診例中 0.9%.

d. 頻発性 frequent　判定 5
　心室期外収縮数が 3 個以上, または全記録中の 10% 以上. 健診中 0.6%.

e. 連発性 runs　判定 5
　心室期外収縮が 2〜3 個連発して出現するもの. 健診例中 0.006%.
2 連発(couplet)は健康人でも時に認める. 3 連発(triplet)には危険な例があるため要注意.

f. 2 段脈 bigeminy　判定 5
　正常収縮と心室期外収縮が交互に出現する.

g. 2 源性 bifocal　判定 5
　心室期外収縮の発生部位が 2 カ所以上あるため, 波形が異なるもの.

h. 多源性 multifocal　判定 5
　心室期外収縮の発生部位が 3 個以上あり, その波形が多様性を示す. いわゆる悪性不整脈の一種とみなされている. 健診 10 万例中 1 例のみに認めた.

i. R on T　判定 5
　心室期外収縮が先行収縮の T 波の頂点近くに出現する所見(矢印). 心室期外収縮の QRS 波が正常波形の T 波に乗る場合と, 先行心室期外収縮の T 波に重なって出現するものがあり, 臨床的意義はほぼ同じとみなされる. 健診例では認めなかった.

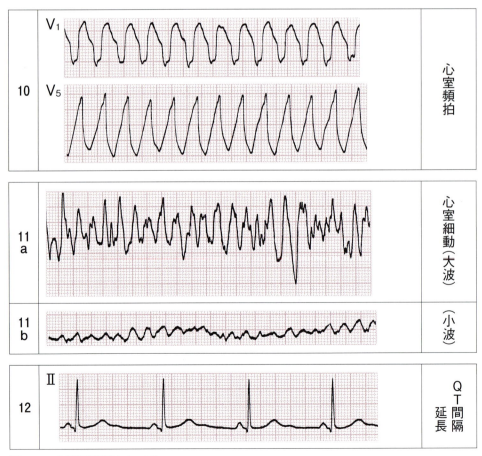

図 2-4　心電図実例(10〜12)

図2-4 心電図実例(10〜12)

10. 心室頻拍 ventricular tachycardia, VT
判定5

心室期外収縮に相当する波形が4拍以上連続出現するものをいう．QRS間隔は広く，心拍数は140〜180/分．心筋梗塞，心筋症などの重篤な心疾患に伴う場合が多い．しかし基礎疾患が明らかでない特発性心室頻拍と呼ばれる例もある．健診例中0％．

11. 心室細動 ventricular fibrillation, VF
判定5

正常心電図波形を認めない不規則な拍動で大型波(a)と小型波(b)とがあり，前者が電気的除細動などの治療に反応し易い．R on T型の心室期外収縮に引き続いて出現する例が多く，最悪の事態と考えるべき状態である．健診例では認めなかった．

12. QT間隔延長 QT prolongation　判定3 or 5

QRS波の起始部からT波の終わりまでの時間．QT時間が延長する．心筋の活動電位持続時間の延長の表現で，QT時間の正常値は0.35秒から0.44秒である．男性ではQTc＞0.45秒，女性ではQTc＞0.465秒を延長と判定する．QTc 500 ms以上の場合は要精検とし，450〜500 ms未満は要観察とする．

図2-5 心電図実例(13〜17)

13. 房室接合部調律 AV junctional rhythm
a．心房調律 atrial rhythm　判定1〜2

心房調律は冠静脈洞調律(coronary sinus rhythm)

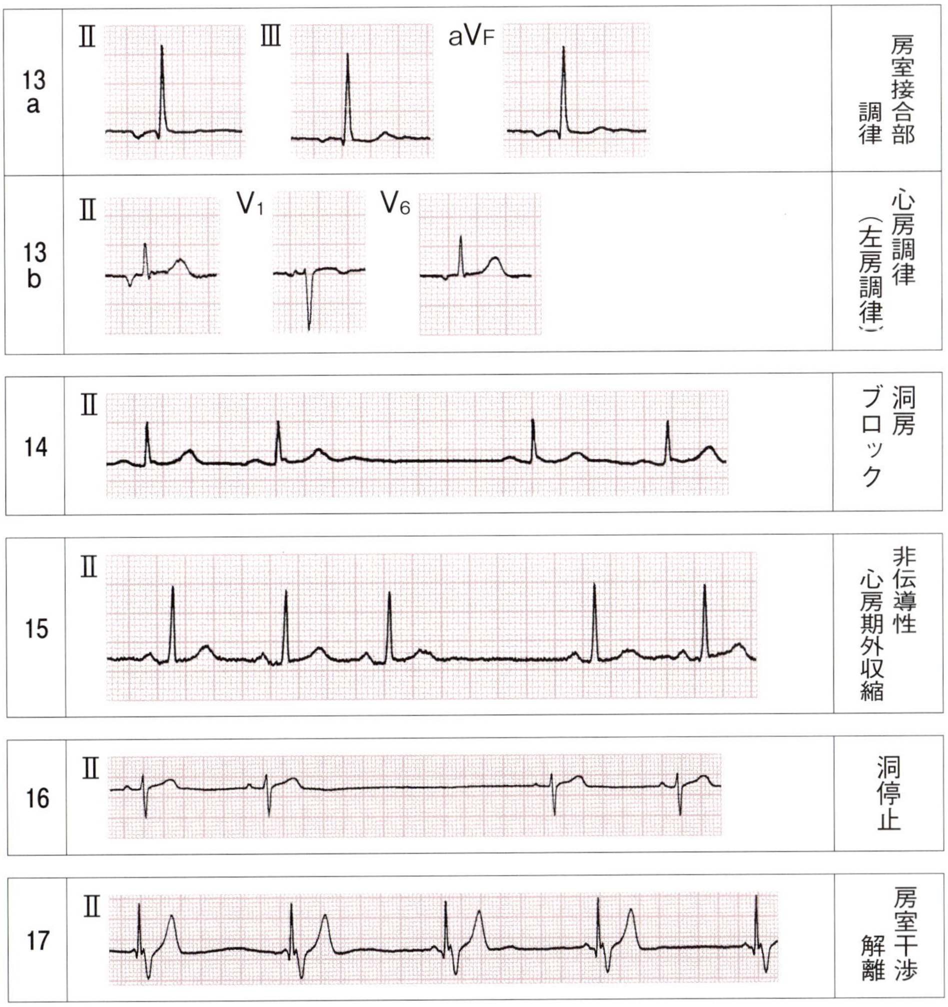

図2-5 心電図実例(13〜17)

ともいわれ，洞結節に代わって右房壁下端から刺激が発生するため，逆伝導によりⅡ，Ⅲ，aVFで陰性P波を示す．健診例中1%．

b．左房調律 left atrial rhythm 判定1～2 or 5

左房調律では，左房から心房興奮が起こるため，Ⅰ，V6のP波が陰性化する．左房後壁にペースメーカがある左房調律の際には，V1のP波は前半なだらかなドーム状を示し，後半は「矢じり」のように尖って dome and dart P 波と呼ばれる波形を示す．

高血圧を伴う左房調律は要精検とする．

14．洞房ブロック sinoatrial block, SA block　判定5

洞結節から刺激が心房に伝わらない場合で，PP間隔が突然延長する．健診例ではほとんど認められなかった．

15．非伝導性心房期外収縮 blocked PAC　判定3

心房は期外収縮の連結期が短くなり，房室結節の絶対不応期に入るため心室への伝導がブロックする．QRS波を伴わないP波の早期出現を認める．

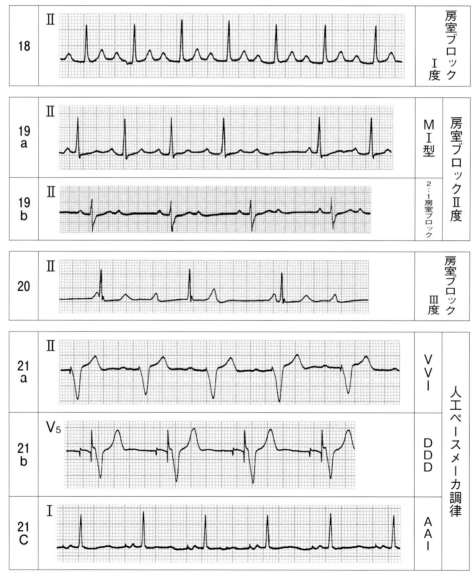

図2-6　心電図実例（18～21）

16. 洞停止 sinus arrest　　判定 5

洞結節における興奮形成が一過性に休止した状態．洞房ブロックとの鑑別は，休止期を含む PP 間隔が基本洞周期の整数倍にならないことによる．

17. 房室干渉解離 AV dissociation　　判定 5

心房と心室が独自のリズムで互いに無関係に収縮する．房室解離には完全房室解離と不完全房室解離がある．ブロックでは不応期の病的延長があるが，解離には不応期の延長はない．健診例ではほとんど認められない．

図 2-6　心電図実例 (18〜21)

18. Ⅰ度房室ブロック first degree atrio-ventricular block　　判定 3

PR 間隔が 0.21 秒以上に延長する．健診例中 0.6%．

19. Ⅱ度房室ブロック second degree atrio-ventricular block　　判定 3 or 5

これには Wenckebach 型 (Mobitz Ⅰ型) と Mobitz Ⅱ型がある．

a．Wenckebach 型 (19a)　　判定 3

PR 間隔が徐々に延長し，ついには心室群が脱落する．健診例中 0.01%．

b．Mobitz Ⅱ型 (19b)　　判定 5

PR 時間は一定で，心室群が突然脱落するもので，ヒス束下ブロックの際に出現する．健診例中 0.006%．

20. Ⅲ度房室ブロック third degree atrioventricular block, complete AV block　　判定 5

房室伝導が完全に途絶し，心房と心室は相互の関係はなく，独自のリズムで規則正しく興奮する．これには QRS 間隔が狭いものと広いものとがある．前者の場合のブロックの部位はヒス束上方，後者の場合はヒス束下方にある．

21. 人工ペースメーカ調律 pacemaker rhythm　　判定 4

a．心室ペースメーカ　VVI

心室で刺激発生および刺激感知を行う．自己心室興奮が出現した場合は，刺激出力は抑制される．

b．心房心室ペースメーカ　DDD

心房，心室の両方で刺激および感知が可能なモード．

c．心房ペースメーカ　AAI

心房で刺激が行われるが，自己心房波を感知した際には刺激出力は抑制される．

図 2-7　心電図実例 (22, 23)

22. 時計方向回転 clockwise rotation　　判定 1

心臓長軸周りの回転．胸部誘導での QRS 波の移行帯が左方 (V_{4-6}) に移り，これらの誘導で深い S 波を認める．右室肥大，肺気腫のように QRS 軸が右軸偏位を示す場合に認める．

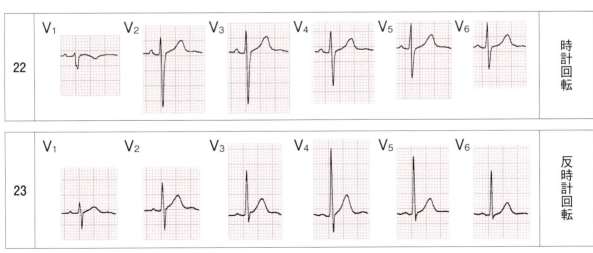

図 2-7　心電図実例 (22, 23)

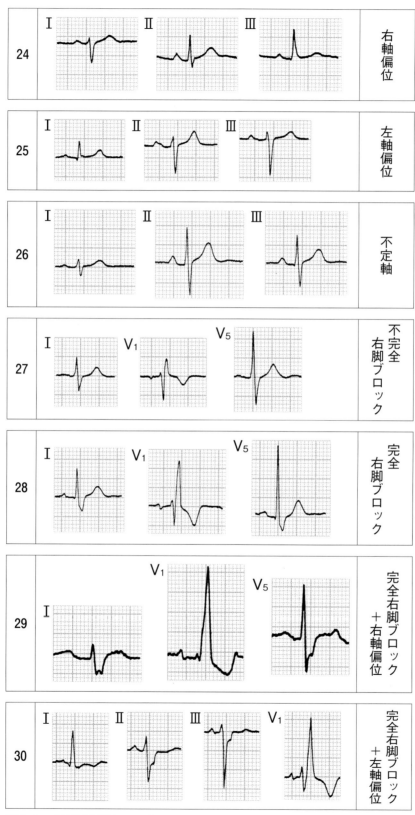

図 2-8　心電図実例(24〜30)

23. 反時計方向回転 counterclockwise rotation　判定1

QRS波の移行帯が右方（V₁,₂）に移り，V₁,₂のR波が増大するが，左側胸部誘導でのS波の増大は認められない．痩せ型体格で立位心（垂直心）を示す例にみる．

図2-8 心電図実例（24～30）

24. 右軸偏位 right axis deviation, RAD
（評価は基礎疾患に依存）

一般的に軸偏位の診断はAHA/ACCF/HRS勧告に従う（後記）．＋120度以上の右軸偏位の健診例中での頻度は0.3%．図2-8-24は左脚後枝ブロックによる右軸偏位例の心電図を示す（Rosenbaumら，1970）．右軸偏位は，正常例（やせ型体型，立位心など）および異常例（諸種の原因による右室肥大，肺気腫，右脚ブロック，左脚後枝ブロック，側壁心筋梗塞，WPW症候群（B型）など）でも認められ，その臨床的意義は基礎疾患に依存する．

25. 左軸偏位 left axis deviation, LAD
（評価は基礎疾患に依存）

－45度以上の左軸偏位の健診例中の頻度は1.6%．図2-8-25は左脚前枝ブロックによる左軸偏位の心電図を示す（自験例）．左軸偏位は，正常例（肥満型），横隔膜高位（妊娠，腹水，肝腫大）および異常例（諸種の原因による左室肥大，高血圧，大動脈弁膜症，先天性心疾患，左脚前枝ブロック，WPW症候群（A型）など）でも認められ，その臨床的意義は基礎疾患に依存する．

26. 不定軸 indeterminate QRS axis
　　　　　　　　　　　　　　　判定1 or 3

肢誘導の何れにおいても陽性波と陰性波の大きさがほぼ等しく，平均QRS軸を求めることができない場合で，S₁S₂S₃ patternと呼ばれる．

27. 不完全右脚ブロック incomplete right bundle branch block, IRBBB　　判定1～3

V₁のrsR'，r＜R'（QRS間隔は0.10秒以上，0.12秒未満），I，V₅のdeep & wide S（0.04秒以上）のもの．健診例中0.7%．

28. 完全右脚ブロック complete right bundle branch block, CRBBB　　判定3

QRS波形はrsR'型を示し，QRS間隔≧0.12秒．I，

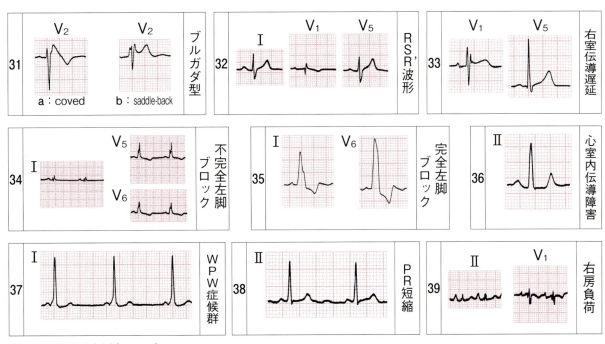

図2-9　心電図実例（31～39）

V₅,₆にdeep & wide S波がある．健診例中1.5%．

29. 完全右脚ブロック＋右軸偏位
CRBBB + RAD　　判定3 or 5
この型の2枝ブロックは予後不良とみなされている．健診例中0.006%．

30. 完全右脚ブロック＋左軸偏位
CRBBB+LAD　　判定3 or 5
40〜50歳以上の女性に本所見を認めた場合は心サルコイドーシスを考える必要があり．見逃してはならない．健診例中0.1%．

図2-9 心電図実例(31〜39)

31. Brugada型心電図
明らかな基礎疾患がない例が，突然，心室細動を起こして急死する場合がある疾患で，右側胸部誘導で持続的ST上昇を示す．この波形は変化し易い．
　a．coved型　　判定5
　天井などの弓形折上げという意味．健診例中0.03%．
　b．saddle-back型　　判定3
　馬の鞍という意味．健診例中0.16%

32. RSR'(V₁)　判定2
自動診断がこのような診断名を打ち出す例の中にはBrugada型心電図が含まれている可能性があるため注意を要する．また自動診断では右室伝導遅延をしばしばRSR'と診断している．

33. 右室伝導遅延 right ventricular conduction delay　　判定2
不完全右脚ブロック様心電図波形を示す．この中にはBrugada型心電図が含まれている場合がある．

34. 不完全左脚ブロック incomplete left bundle branch block, ILBBB　　判定3〜5
診断はAHA/ACCF/HRS勧告(2009)の診断基準による[2]．
　(1) QRS間隔拡大の判定基準は成人では110-119 ms，8〜16歳では90-100 ms，<8歳では80-90 msである．
　(2) 左室肥大心電図波形の存在．
　(3) V₄₋₆でR-peak time＞60 msec
　(4) I，V₅,₆でq波の欠如
V₅,₆での中隔性q波の消失およびnarrow QRS間隔を示す例は健診例中8%に認められる（沼尾：東女医大誌1981；51：2001）．

35. 完全左脚ブロック complete left bundle branch block, CLBBB　　判定5
QRS間隔≧0.12秒；I，aVL，V₅,₆の陽性R波；中隔性q波の消失；V₁,₂はQS型またはrS型；V₅,₆での心室興奮時間(VAT)延長などの所見を示す．健診例中0.4%．

36. 心室内伝導障害 intraventricular conduction disturbance, IVCD　　判定3〜5
QRS間隔が0.12秒以上で異常Q波を示す例や，右脚ブロックないし左脚ブロックとも診断し難い例がある．QRS間隔が0.10秒〜0.12秒の程度の例の頻度は多く，これらは判定1にしている．

37. WPW症候群 Wolff-Parkinson-White syndrome　　判定5
PR短縮<0.12秒，デルタ波の存在，QRS間隔延長(0.12秒以上)を示す．副伝導路の存在により起こる．健診例中0.2%．最近はカテーテルアブレーション治療（異常な興奮回路を焼灼する根本治療）が可能となったため判定5とする．

38. PR短縮 short PR　　判定1 or 5
PQ間隔<0.12秒．健診例中0.7%．病歴に頻拍発作がある例はLGL症候群の可能性があるため判定5とする．

39. 右房負荷 right atrial enlargement　　判定2．明らかなものは3とする．
心拍数<120/分　II，III，aVL，V₁,₂に高く尖ったP波を認める（振幅≧0.25 mV）．健診例中0.14%．

2 心電図実例提示に関する各論的考察

1. 悪性心室不整脈

図2-4に示した心室頻拍や心室細動は,健診心電図では通常認められないが,ここに代表的な心電図を示した.なおQT間隔の異常は心電図自動解析診断で「QT延長」や「QT短縮」としてプリントアウトされる.

著者らはQT間隔延長を指導区分3〜5とし,経過観察に分類している.500 ms以上は要精検.判定5とする.

2. 上室不整脈

図2-5には各種の上室性不整脈の実例を示す.房室干渉解離を健診例で発見する機会は極めて稀で,約10万例の健診経験例中に1例を認めたのみで,心臓手術後の例であった.

洞結節での興奮が起こらない「洞停止」では,洞結節の機能低下により種々の徐脈性不整脈を起こす.発作性洞停止では強いめまいや失神発作を起こすことがあり,ペースメーカ植込みの適応がある.

3. 房室ブロックとペーシング心電図

図2-6に房室ブロックとペースメーカ心電図の実例を示す.図2-6-19bは2:1房室ブロックの心電図で,健診例には認められなかったため,心サルコイドーシス例の心電図を用いた.MobitzⅡ型は2枝ブロック(ことに右脚ブロック+左脚前枝ブロック)におけるヒス束下ブロックの表現として重要である[3)-5)].なお図2-6-21a〜cに代表的なペースメーカ心電図[6)]の実例を示した.

表2-1 QRS軸偏位の定義

QRS軸偏位分類	前額面でのQRS軸の角度(度)
正常軸	−30〜+90(時計回りに)
左軸偏位	−30〜−90(反時計回りに)
軽度	−30〜−45(反時計回りに)
高度	−45〜−90(反時計回りに)
右軸偏位	+90〜±180(時計回りに)
軽度	+90〜+120(時計回りに)
高度	+120〜±180(時計回りに)
不定軸	−90〜±180(反時計回りに)

(Surawicz B et al：JACC 2009；53(11)：976-981に基づいて作成)

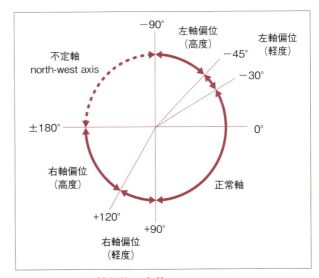

図2-10 QRS軸偏位の定義
(Surawicz B et al：JACC 2009；53(11)：976-981に基づいて作成)

表2-2 QRS軸偏位の目視法による診断

誘導	QRS軸		
	正常軸	左軸偏位	右軸偏位
Ⅰ	+	+	−
Ⅱ	+	−	/
aVF	/	/	+

4. 時計方向回転，反時計方向回転

図 2-7 に，自動診断が時計回転，反時計回転と診断した例を示したが，このような診断にどれだけ臨床的意義があるかは問題である．これらの所見は QRS 電気軸回転の表現であり，心臓の解剖学的回転を意味しない．右室肥大時には著明な心臓長軸周りの時計方向回転所見を示すが，この際には右房負荷，QRS 軸の著明な右軸偏位，$V_{1-3(4)}$ の陰性 T 波などの所見を伴う．また心臓長軸周りの反時計方向回転は，右室肥大，右脚ブロック，A 型 WPW 症候群，高位後壁梗塞，左脚中隔枝ブロックなどの際にみるが，これらの諸病態にはそれぞれの特徴的所見があり，心臓長軸周りの回転所見自体が重要な意義を持つわけではない．

5. 軸偏位と脚枝ブロック

図 2-8 に軸偏位と脚枝ブロックの心電図の実例を示す．軸偏位の診断基準として最も広く用いられているのは AHA，ACCF，HRS(2009) の勧告[2] に示された診断基準である（図 2-10，表 2-1）．QRS 軸を定めるには，正確には Einthoven の正三角形模型を用いて作図により求めるが，日常臨床ではこの原理を応用した表 2-2 を用いて目測法により定める．

健診心電図判読の際は，上記基準の軽度左軸偏位および軽度右軸偏位は，正常例でも認める場合が多いため，左軸偏位については高度左軸偏位（-45 度以上），右軸偏位については高度右軸偏位（+120 度以上）を異常とみなし，これらの所見が単独で出現している場合の指導区分は「要観察」とする．

異常 QRS 軸偏位に関連した心電図異常として，脚分枝ブロック（左脚前枝ブロック，左脚後枝ブロック）がある．これらの診断には，AHA/ACCF/HRS(2009) 勧告に従い，軸偏位と心電図波形を総合して下記のように診断する．

1) 左脚前枝ブロック
① 前額面 QRS 軸が -45 度～ -90 度
② aV_L が qR 型を示す．
③ aV_L の R-peak time（QRS 波起始部から R 波頂点までの時間）≧45 msec
④ QRS 間隔＜120 msec

注）AHA：American Heart Association（米国心臓協会）
　　ACCF：American College of Cardiology Federation（米国心臓病学会財団）
　　HRS：Heart Rhythm Society（不整脈学会）

2) 左脚後枝ブロック
① 成人で QRS 軸が 90 度～180 度（＜16 歳の小児では正常でもこの値を超す右軸偏位を示す場合がある）
② Ⅰ，aV_L で rS 型を示す．
③ Ⅲ，aV_F で qR 型を示す．
④ QRS 間隔＜120 msec

左脚前枝ブロックは，異常左軸偏位として単独でもしばしば遭遇する．他方，左脚後枝は左脚主幹から幅広く分枝し，障害を受けにくいため，単独所見として認める頻度は極めて少なく，多くの場合，完全右脚ブロックと合併した両脚ブロックとして出現する．

著明な左軸偏位を示す左脚前枝ブロック例，完全右脚ブロックを合併した左脚前枝ないし後枝ブロック例（両脚ブロック）では，進行性伝導障害や広汎な心筋障害が背景にある可能性が考えられ，要精密検査として精査の必要がある．

3 Brugada 症候群

1. Brugada 症候群とは？

Brugada ら[7]は，1992 年，何ら器質的心疾患を認めない例の右側胸部誘導（V_{1-3}）に特有の心電図所見を認め，このような例では誘因なく心室細動や多形性心室頻拍を起こして急死する例があり，特発性心室細動の一型で，従来知られていなかった新しい疾患であることを発表した．このような例は世界的に広く認められるが，東南アジアに多く，青壮年男性に好発し，発作は夜間睡眠中に出現する場合が多く，明らかな遺伝を認める例がある．

Brugada 症候群に特徴的な心電図波形には coved 型（Type 1）と saddle-back 型（Type 2, 3）とがあり（図 2-9-3①），Brugada 症候群と呼ぶためには coved 型を示すことが必須条件で，saddle-back 型のみを示す場合には Brugada 型心電図とは言えても，Brugada 症候群とは言えない．

saddle-back 型を示す場合は，通常の $V_{1,2}$ 誘導の記録部位よりも 1-2 肋間上方（第 2, 3 肋間）の $V_{1,2}$ 対応部位（高位右側胸部誘導）で心電図を記録すると coved 型波形を記録できる場合がある．このような所見は，通常の誘導部位で coved 型波形が記録された場合と同様の臨床的意義がある．

指標	A ブルガダ型心電図 (saddle-back)	B 不完全右脚ブロック
心電図	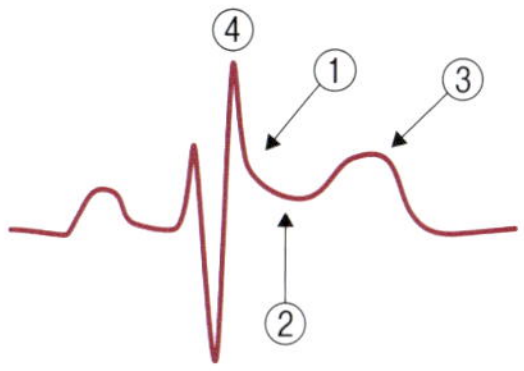	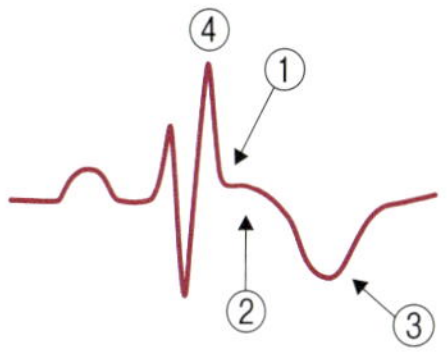
① R'波下行脚からの移行	なだらか(鈍)	鋭角的
② ST偏位	著明に上昇	isoelectric〜軽度下降
ST部の形態	上方凹(馬の鞍様)	上方凹でない
③ T波の極性	上向き	下向き
④ r'(R')波の波形	dullまたはsharp	sharp

図2-12 Brugada型(saddle-back型)(A)と不完全右脚ブロック(B)との鑑別

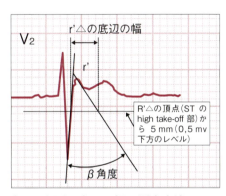

図2-13 β角度およびr'三角形の底辺の幅の測定方法
saddle-back型Brugada心電図を示す例で、Ⅰ群抗不整脈薬静注によりcoved型に変化するかどうかを検出する指標として用いる2指標[r'△の頂角(β角度)およびr'△の頂点から下方0.5mVでのr'△の底辺の幅]の測定方法を示す.

(Luna AB et al：Current Cardiology Review 2014；10：1-6に基づいて作成)

表2-3 Ⅰ群抗不整脈静注負荷によるcoved型への変換を指標としたr'△の頂角およびr'△の頂点から下方0.5mVでの底辺の長さの基準値，感度および特異度

/	r'△の頂角 (β角度)	r'△頂点から下方5mm (0.5mV)での底辺の幅
基準値	≧58度	≧3.5mm
感度	79%	81%
特異度	84%	82%

(Luna AB et al：Current Cardiology Review 2014；10：1-6に基づいて作成)

Brugada症候群を疑わせる症状(上記)があり，高位右側胸部誘導心電図記録でもcoved型波形が記録できない例では，循環器専門病院に紹介して1群抗不整脈薬(ピルジカイニド，アジマリンなど)静注によりcoved型波形に変換できるかどうかを検査してもらう必要がある．抗不整脈薬静注後にcoved型波形が得られた場合は薬剤負荷Type 1と呼び，自然Type 1波形を示す例に比べると予後が良い．

高位右側胸部誘導心電図記録については，健診施設でのルーチン心電図記録でsaddle-back型波形が記録された場合には，その場で高位右側胸部誘導心電図を追加記録することが望ましい．薬剤負荷試験については，危険な不整脈誘発の恐れがあるため，精密検査段階で循環器専門病院に紹介して実施することが必要である．

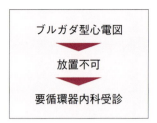

図2-11 ブルガダ型心電図についての説明図

2. Brugada型心電図と関連心電図の読みの問題点

北島が調査した16,153例の一般健診で，coved型は4例(0.03%)(その後の20,000例でも同程度)，saddle-back型は26例(0.16%)であった．健診例でcoved型を認めた際，被検者に「突然死の危険がある心電図所見を示している．」などと説明すると，本人は強いショックを受けるので，そのような説明を行ってはいけない．著者らはこのような例の判定は5に分類している．

最近の自動心電計にはcoved型ないしsaddle-back型ST上昇などと診断結果を打ち出す装置があるが，過剰診断例も多く，健診担当医はBrugada型心電図の特徴を理解し，自動診断に惑わされることなく，慎重に診断する必要がある．著者らは，このような例では図2-11に示すような指示書を健診結果に同封して送付するようにしている．

coved型波形は特徴的波形を示すため，他の所見を誤るおそれは少ないが，saddle-back型波形は不完全右脚ブロックとしばしば誤られる．図2-12に両者の鑑別の要点を示す．

一般的にsaddle-back型波形を示す例で，薬剤負荷によりcoved型に変化する例ではST上昇が著明で，r'波の幅が広い例が多い．このような所見を表す指標として，Lunaら(2014)[8]は図2-13に示すような2指標，すなわちβ角度とr'△の頂点から0.5 mV(5 mm)下方のr'△の底辺の幅の2つの指標の測定が有用であることを報告している．1群抗不整脈薬静注負荷によるsaddle-back型からcoved型への変換を評価指標としたこれらの2基準の感度および特異度は共に80%前後と高く，信頼性が高い指標であると言える(表2-3)．

3. 健診心電図でBrugada型心電図を認めた際の対応

1) 自覚症状の有無の問診

HRS/EHRA/APHRS[注]の専門家合意声明(2014)[9]はBrugada症候群の症状として下記5項目をあげており，これらの有無を問診により確かめる．

①心室細動または心停止からの蘇生(夜間に多い)
②失神
③夜間のあえぎ呼吸(noctanal agonal respiration)
④動悸
⑤胸内異常感

これらの諸症状の全てがBrugada症候群によるものではないことは勿論であるが，短時間の不整脈発作が動悸，息切れなどの症状を引き起こす場合がある．なおこれらの症状は，しばしば安静時，睡眠中，発熱時，迷走神経緊張状態で見る場合が多いが，稀に運動時に認める例もある．

2) Brugada症候群，若年急死家族歴の有無の問診

若年急死家族歴の存在は，従来は予後不良の予測因子と考えられていたが，近年の大規模，前向き研究で予後予測因子として有用でないとの意見が多い．しか

注) HRS：Heart Rhythm Society
　　EHRA：Europeana Heart Rhythm Association
　　APHRS：Asia Pacific Heart Rhythm Society

し遺伝の関与の有無を知る上には役立つ．

3) 生活上の諸注意
(1) 抗不整脈薬，向精神薬，狭心症薬の中には症状悪化を起こす薬剤があるため，不整脈，精神病（不安，不眠などを含む），狭心症などで治療を受ける際には，Brugada型心電図があると言われている旨を担当医に告げる必要がある．麻酔薬にも同様の作用があるため，手術を受ける際には担当医にその旨を告げる必要がある．なおBrugada症候群の際に使用を避けるべき薬剤の詳細はinternetの下記URLに紹介されている(Brugadadrugs.org)[10]．
(2) アルコール飲料の過飲を避ける．
(3) 発熱した際（風邪などで）には速やかに解熱剤を服用して解熱を図る．

4) 循環器専門病院への紹介
coved型，saddle-back型の何れの場合も，循環器専門病院を紹介する．この際，不整脈専門医がいる医療機関の受診を勧めることが望ましい．

要約
本章では第1章の続編として，心電図実例1～39例を提示して解説を加え，心電図実例提示に関する各論的考察を述べた．

また最近のトピックスであるBrugada症候群について，心電図判定上の注意点，問題点やBrugada型心電図を認めた際の対応と生活上の注意点について解説した．

文献

1) 北島 敦ら：健診心電図異常から心疾患を診断する［I］．診断と治療 2003；91：1099-1105
2) Surawicz B, Childers R, Deal BJ et al：AHA/ACCF/HRS recommendations for the standardization and interpretation of the electrocardiographic syndrome. JACC 1992；53(11)：976-981
3) 森 博愛：心電図とベクトル心電図—最近の考え方，読み方．金原出版，東京，1971
4) 山口 巖（編）：納得できる心電図の読み方．メジカルセンス，東京，2001
5) 井上 博（編）：不整脈を読み解く．文光堂，東京，2000
6) 山本 豊（著）：図解 心臓ペーシング．中外医学社，東京，1989
7) Brugada P, Brugada J：Right bundle branch block, persistent ST segment elevation and sudden cardiac death. A distinct clinical and electrocardiographic syndrome. JACC 1992；20(6)：1391
8) Luna AB, Brugada J, Branchuk A et al：Current electrocardiographic criteria for diagnosis of Brugada pattern：A consensus report. J Electrocardiol 2012；45：433-442
9) Priori SG, Wilde AA, Horie M et al：HRS/EHRA/APHRS expert consensus statement on the diagnosis and management of patients with inherited primary arrhythmia syndromes. 2014；30：1-28
10) Postema PG, Wolpert C, Amin AS et al：Drugs and Brugada syndrome patients：review of the literature, recommendations and an up-to-date website(www.brugadadrugs.org). Heart Rhythm 2009；6(9)：1335-1341

第3章

健診心電図からの心疾患診断・健康指導 [Ⅲ]

1 心電図所見の実例（続編）

図 3-1　心電図実例（40〜47）

40. 左房負荷　left atrial overload　判定 3

Ⅰ，Ⅱ，$V_{5,6}$ の P 波は幅広く分裂した二峰性 P 波を示す．また V_1 の P 波は二相化し，後半の陰性相の幅が広い．V_1 の P 波の陰性相の幅（秒）と深さ（mm）の積は P terminal force と呼び，その絶対値が ≧0.04 の場合には左房負荷と診断する．健診例での頻度は 0.3%．単独の左房負荷所見を明瞭に認める例では，心房内粘液腫も考慮する．

41. 低電位差　low voltage　判定 1〜3

全肢誘導の QRS 波の振幅 <0.5 mV，または全胸部誘導の QRS 波の振幅 <1.0 mV．出現率は健診例中 0.6%．

胸部誘導の低電位差はあまり問題がない例が多いが，肢誘導の低電位差では家族歴（アミロイドーシスなど）や甲状腺機能低下を疑う所見の有無に注意し，もしこれらが陰性の場合は健康と判定する．

42. 右室肥大疑い　right ventricular hypertrophy suspect　判定 3〜5

$V_{1,2}$ の R 波増高（R/S>1），右軸偏位，$V_{1,2}$ の ST 低下・陰性 T 波，$V_{5,6}$ での R 波減高，深い S 波などの所見を認める．健診例中 0.6%．

QRS 軸の右軸偏位があり，典型的右室肥大所見を示す例は要精検と判定する．心臓手術の病歴の有無も参考にする．しばしば自動診断は過剰診断することがあるので注意を要する．

43. 左室肥大　left ventricular hypertrophy, LVH　判定 3〜5

左室肥大の心電図診断基準としては，下記の Sokolow-Lyon 基準補正値を用いる．

(1) $RV_{5(6)}+SV_1 ≧ 40$ mm（30 歳以下の男性では ≧50 mm），
(2) $R_1+S_3 ≧ 20$ mm

近年，米国の Cornell 大学研究グループが提唱した Cornell voltage（コルネル電圧基準），Cornell product（コルネル積基準）が広く注目されている．しかし，これらの基準値をそのままの形で日本人に適用した場合は，陽性率が著しく低いため，下記の補正値を用いる．

Cornell voltage 補正値：RaV_L+SV_3：
　　男性 ≧23 mm，女性 ≧16 mm．
Cornell product 補正値：$(RaV_L+SV_3) \times QRS$ 間隔：
　　男性 ≧2000 mm.ms，女性 ≧1500 mm.ms．

左室肥大の心電図診断に QRS 波の電圧基準を用いる際には，年齢，身長，体重などを参考にする．高血圧，左房負荷，左軸偏位，左室対応誘導（Ⅰ，aV_L，$V_{5,6}$）での ST-T 変化・VAT（心室興奮時間）延長，左室負荷を起こす基礎疾患の有無などを考慮して総合的に評価する．電圧基準のみで安易に診断しないように注意する必要がある．健診例中 0.7% に本所見を認める．

44. ST-T 変化を伴う左室肥大　LVH with ST-T change　判定 3〜5

左室肥大進行例では，QRS 波の高電圧に加えて ST-T 変化（ストレイン型）を伴う．また左室対応誘導で陰性 U 波を認める場合も多い．弁膜症，高血圧症の有無も参照する．

45. 左室肥大疑い　LVH suspect　判定 2〜3

$RV_5 ≦ 30$ mm の際には左室肥大を疑い，左室負荷所見，ST 低下，T 波平低化，陰性 U 波，左室側誘導で

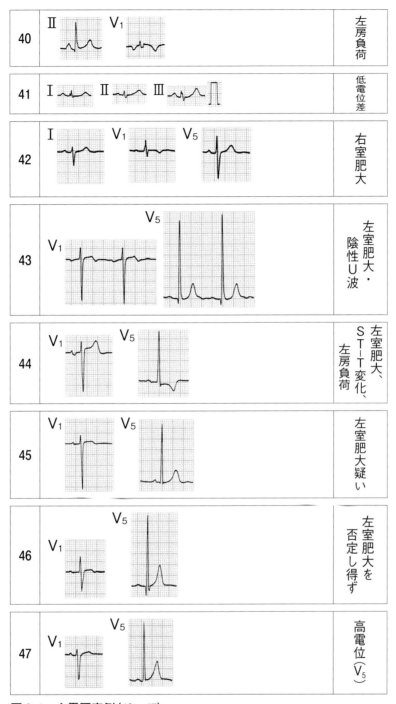

図3-1 心電図実例(40～47)

の心室興奮時間延長などにも注目する．

46. 左室肥大を否定し得ず　　判定3

左室対応誘導における左室肥大診断基準値を満たさないV_5の高いR波を認める場合などに，このような自動診断名が出力される場合がある．

47. 高電位 high voltage　　判定1～2

心電図のvoltage criteria基準を満たしていても，心エコー図で左室肥大，拡張を認めない例がある．このような所見はやせ型体格の人に見る場合が多い（偽陽性例）．

1　心電図所見の実例（続編）　　37

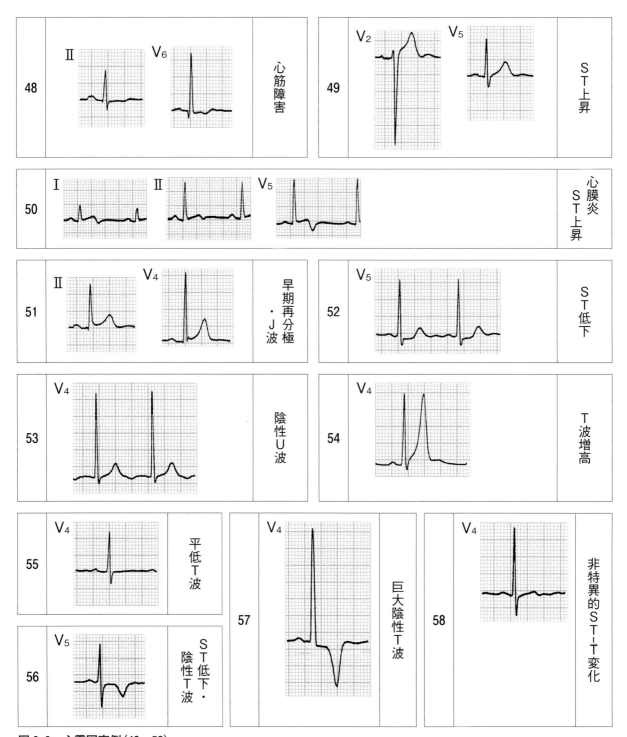

図 3-2 心電図実例（48〜58）

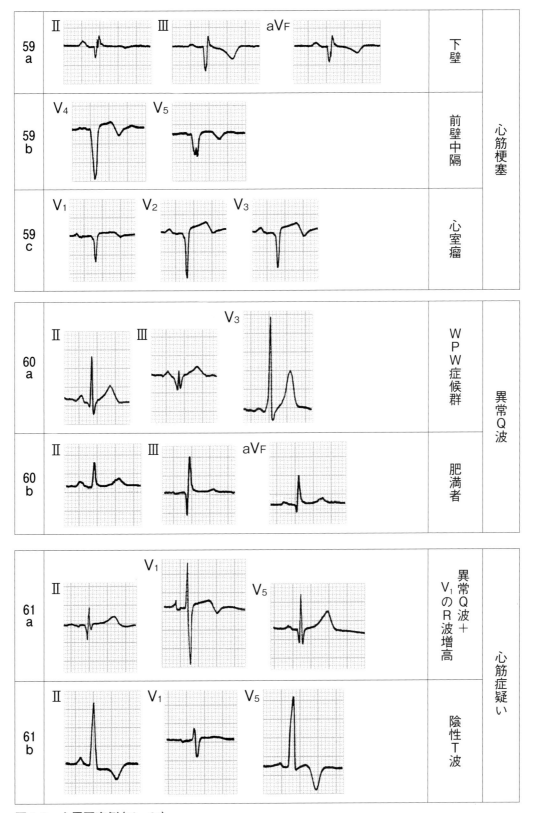

図 3-3　心電図実例（59〜61）

図 3-2 心電図実例(48〜58)

48. 心筋障害 myocardial damage　判定3〜5
心筋虚血ないし心筋病変が限界を超えると心筋障害を生じる．ST部の水平性ないし下降性低下を示す場合には虚血型ST低下を考える．

49. ST上昇 ST elevation　判定1〜3
ST上昇度が3 mm以上の場合に自動診断がST上昇との診断結果を打ち出す場合が多いが，有意の所見と判定できる例は少ない．

50. 心膜炎のST上昇 ST elevation in pericarditis　判定5
心膜の炎症が心外膜下筋層に及び心筋傷害を起こすと，aVRを除く多くの誘導でST上昇および陰性T波が出現する．このST上昇は経時的に変化する．

51. 早期再分極 early repolarization　判定1〜3
正常亜型(normal variant)の表現である場合が多い．心室筋の一部の再分極が早期に始まり，ST部の≧1〜3 mmの上昇，QRS波終末部の結節(J-notch)，あるいはスラー(J-slur)を示す．図3-2-51のⅡ誘導はJスラー，V$_4$はJ-notchを示す．

52. ST低下 ST depression　判定1〜3
　軽度ST低下(0.025〜0.05 mV)，
　ST低下(0.05 mV以上)
水平型および下降型のST低下は心筋虚血を疑う．中年女性の原因不明のST-T変化には女性特有の自律神経・内分泌系の影響，更年期障害，微小冠血管症などの関与が考えられている．女性(特に中年以後)に多く，非高血圧例では女性で男性の10倍ほど多く認めた．高血圧がない女性にこのような所見を認めた場合は，なるべく「現在健康」と判定する．高血圧合併例では心筋障害ありと診断し，判定3の要観察とする．健診例中2.3%にST低下を認める．

53. 陰性U波 negative U wave　判定3〜5
この所見は自動診断では診断し難い．陰性U波は左室負荷，心筋虚血などで出現し，ST-T変化を伴う例が多い．aVR以外の誘導の陰性U波は全て異常で，高血圧症，虚血性心疾患，大動脈弁閉鎖不全症，肥大型心筋症などの際に出現する．V$_{4-6}$の陰性U波は，高血圧症の際の左室負荷の早期所見として重要である．

54. T波増高 tall T wave　判定1〜3
腎機能低下による高K血症では，高く尖ったテント状T波が出現する．健診例で血清K値が不明の場合は，病的意義をつけ難い場合が多い．

55. 平低T波 flat T wave　判定3〜5
R波の振幅の1/10以下のT波を平低T波と呼ぶ．左室負荷による場合もあるが，normal variantに過ぎない場合も多い．

56. 陰性T波 negative T wave　判定3〜5
QRS波がqR，qRs，R，Rs型を示す誘導での陰性T波は異常T波である可能性が高い．心筋虚血や心筋症疑いが強ければ判定5とする．健診例中2.1%．

57. 巨大陰性T波 giant negative T wave, GNT　判定5
Ⅰ，aV$_L$，V$_{2-6}$の何れかの誘導の陰性T波の振幅が1 mVを超える場合をいう．心尖部肥大型心筋症だけでなく，高血圧性心疾患，たこつぼ心筋症も考慮する．心臓病の家族歴の有無を確認することが必要である．健診例中0.06%．

58. 非特異的ST-T変化 non-specific ST-T change　判定1〜3
自律神経障害，内分泌障害，薬物の影響などの多くの原因により出現する．中年女性では，特に器質的心疾患がなくても，T波の変化を起こし易い．高血圧がない女性にこのような所見を認めた場合は，なるべく「現在健康」と判定する．高血圧合併例にこのような所見を認めた場合は，心筋障害ありと考え，判定3の要観察に分類する．

図 3-3　心電図実例(59〜61)

59. 陳旧性心筋梗塞 old myocardial infarction, OMI　判定 3〜5

幅が 0.04 秒以上，あるいはそれに続く R 波の振幅の 1/4 以上の振幅を示す Q 波を異常 Q 波とする．Q 波の起始部にノッチやスラーがある場合は陳旧性心筋梗塞を考える．健診例中 0.2%．

a．下壁梗塞：II，III，aV_F での異常 Q 波の出現．
b．前壁中隔梗塞：V_{1-4} での異常 Q 波の出現．
c．心室瘤：ST 上昇が急性心筋梗塞発症後数ヵ月以上持続する例では，心室瘤に起因する例が多い．心筋梗塞の病歴の有無を参照する．

60. 異常 Q 波 abnormal Q　判定 3〜5

異常 Q 波は下記のような種々の病態の際に認める．
①心筋梗塞症
②心筋症
③WPW 症候群の Q 波
　A 型では II，III，aV_F；B 型では $V_{1,2}$；C 型では I，aV_L，$V_{5,6}$ に異常 Q 波を認める場合がある．
④肥満者でも III，aV_F に Q 波を認める場合がある．
⑤その他に心筋炎，心臓手術後，漏斗胸などの際にも異常 Q 波を認める例がある．

61. 心筋症疑い cardiomyopathy suspect　判定 5

心筋症の心電図については，平素から心電図を見慣れておく必要がある．

a．異常 Q 波：中隔肥厚により $V_{5,6}$ に異常 Q 波，$V_{1,2}$ に高い R 波を認める．
b．T 波異常，ST-T 変化：巨大陰性 T 波(giant negative T wave, GNT)は心尖部肥大型心筋症に特異性が高い．
c．その他：QRS 間隔の拡大，中隔性 q 波の消失，不整脈などをしばしば認める．

図 3-4　心電図実例(62〜64)

62. R 波増高不良(V_{1-4}) poor r wave progression　判定 1〜3

健常者では V_1 から V_4 に移るにつれて R 波の振幅が高くなるが，この増高が不充分な所見を R 波増高不良と呼び，V_{1-4} の QRS 波が rS 型を示す．漏斗胸，時計回転，肺気腫，慢性閉塞性肺疾患，虚血性心筋症，心筋疾患，心アミロイドーシスなどの際に認める．

63. 右胸心 dextrocardia　判定 3

心房位が逆転し，右房が左にあり，I，V_6 の P 波が陰性化する．合併心奇型の有無に留意する必要がある．右胸心の際には，I，aV_L で陰性 P 波；I で Q 波，陰性 T 波；aV_R で陽性 P 波を認める．QRS 軸の右軸偏位を認める．Kartagener 症候群(右胸心，気管支拡張症，副鼻腔炎)の有無を確認する必要がある．

64. 偽性心室頻拍 pseudo-ventricular tachycardia　判定 5

WPW 症候群が心房細動や心房粗動を合併した際には，心房興奮は Kent 束を通って心室に伝わることが多い．この際には，心室興奮頻度が増加し，幅が広い QRS 波を認め，心室頻拍に類似した所見を示し，偽性心室頻拍と呼ばれる．心室頻拍とは異なり，R-R 間隔が不規則なことに留意して鑑別する．

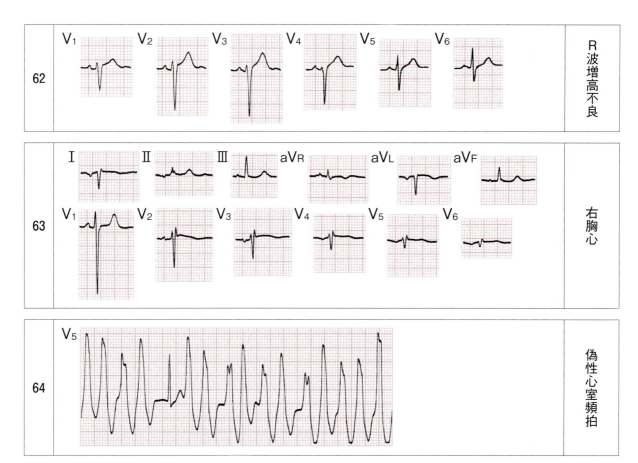

図 3-4　心電図実例(62～64)

2　心電図実例提示に関する各論的考察

1. 心房負荷所見

心房負荷には右房負荷と左房負荷があるが，形態学的所見の有無については心エコー図検査を行う必要がある．右房負荷所見を示す例では慢性閉塞性肺疾患，左房負荷所見を示す例では高血圧性心臓病，心筋症などを考慮する必要がある．漏斗胸の際には右房，左房が著しく圧排され，対応した心房負荷所見を示す．

2. 低電位差

肥満者や肺気腫例ではQRS波が低振幅を示す例が多い．著者ら[1]が経験した心電図精検537例中低電位差を示す例は11例であったが，ほとんどの例が特発性(63.6%)で，臨床的意義がない例であった．しかし，心生検で確かめた心アミロイドーシス，ヘモクロマトーシス，甲状腺機能低下に起因する心筋症などでは，本所見は重要な臨床的意義を持っている[2]．

3. 右室肥大

心電図が右室肥大所見を示しても，実際に壁肥厚があるかどうかは別問題であるが，心電図に明らかな右室肥大所見を認めた際には要精検として処理する必要がある．

4. 左室肥大

最も多い心電図所見の一つで，ST-T変化を伴う場合とそうでない場合がある．自動診断では「左室肥大疑い」，「左室肥大を否定し得ず」，「高電位」などと種々に表現される．著者らは，明らかなST-T変化を伴う左室肥大例では，高血圧があれば「高血圧性心疾患の疑い」と診断して要精検として処理している．このような例の中には肥大型心筋症が含まれている可能性があるため注意を要する．心電図に左室肥大所見

を認めて精検を行った43例中7例に心筋症を認めた[1]．

5．心筋障害

「冠不全(疑)」という診断名は曖昧な表現である．このような所見を認めた被検者への連絡文書に「心電図にST低下あり」，「非特異的ST-T変化」などと記入すると，それを受け取った本人および管理者はどのような意味があるのか困惑する．そのため著者らは，分かり易い「心筋障害」という診断名を用いている．この所見が高度の場合は，虚血性心疾患や心筋症を考える必要があり，精密検査を行う．注意するべきことは，閉経期以後の中年婦人に種々の程度のST低下を認める例があり，その成因として動脈硬化は考えられず，女性ホルモン失調による心筋微小循環障害や自律神経異常の関与が考えられている．

6．ST上昇

V_{1-3}の著明なST上昇は健診例の約5%に認める．また下方誘導(Ⅱ，Ⅲ，aV_F)ないし全誘導にST上昇を認める例があり，自動診断ではこれらに早期再分極，前壁心筋梗塞(疑)，中隔心筋障害(疑)などの種々の診断名を打ち出し，困惑を与える．不顕性心膜炎でもこのような所見が出現する場合があるため，心エコー図による精検が必要である．

7．陰性U波

陰性U波は左室負荷や心筋虚血の表現である場合があるため看過してはならない．左室肥大例の5%に陰性U波を認める．

8．T波異常

1）T波増高

T波増高を示す場合，自動診断ではテント状T波として高K血症を示唆する場合があるが，実際にこれらの所見が高K血症による場合は少なく，著者らは高度の場合は別として，通常は「判定1」に分類している．

2）T波平低，陰性T波

T波平低や陰性T波は，心筋障害の表現として虚血性心疾患や心筋症の診断の手掛かりになる場合が多い[2]．著者らの経験では，V_{3-5}に高度の陰性T波を認める例の中には肥大型心筋症のmidventricular obstruction型が見出される例がある．

3）巨大陰性T波

この所見は，以前は陳旧性心筋梗塞，心内膜下梗塞の表現などと考えられていたが，近年は心尖部肥大(apical hypertrophy, APH)の表現で，心尖部肥大型心筋症による場合が多く，心エコー図検査による精密検査が必要で，判定5に分類する．たこつぼ心筋症でも同様所見を示す例がある．

9．陳旧性心筋梗塞

異常Q波もしばしば健診例で問題となる．QS型波形や冠性T波を認める際には陳旧性心筋梗塞を考える(Ⅱ，Ⅲ，aV_Fでは下壁梗塞；V_{1-3}では前壁中隔梗塞)．aV_LやⅢ誘導のみに異常Q波を認め，診断に迷う場合があるが，このような例では，年齢，性，冠危険因子の有無などを考慮した上で，「心筋梗塞疑い」として判定5に分類する．

10．異常Q波

WPW型心電図でも異常Q波を示す例があるため注意を要する．また高度の肥満者(横位心)でⅢ，aV_Fに異常Q波が出現する例がある．しかし，この場合には冠性T波を認めないことに注意して，心筋梗塞と鑑別する．確診困難な場合には，一応，判定3とする．

11．心筋症疑い

心筋症を異常Q波や心筋梗塞とは別のカテゴリーとして取り扱うには，それなりの理由がある．心筋症の場合は，心電図を一見して「この例は心筋症でないか」と考えさせる種々の特徴がある[2]．また心筋症は虚血性心疾患や高血圧性心疾患とは異なり，若年者，ことに若年女性に認める場合が多い．

12．R波増高不良

V_{1-4}のR波振幅が低い(2〜3mm)場合．心臓長軸周りの時計回転との鑑別が問題となる．胸郭変形，ことに樽状胸の場合には肺気腫によりR波の増高不良を認める．R波増高不良を心筋疾患ないし陳旧性心筋梗塞と鑑別することは難しいが，小さいq波をR波に先行して認める場合は陳旧性心筋梗塞の可能性が強い．

13. 右胸心

被検者から予め申告があった場合は，最初から左右の上肢の電極を入れ替えて心電図を記録する．右胸心の心電図の特徴は，P波とQRS波がⅠ，aV_Lで陰性，aV_Rで陽性波形を示す．右胸心では内臓錯位や心奇型を合併している可能性を念頭におく必要がある．

14. 偽性心室頻拍

WPW症候群が心房細動を合併し，心房興奮が副伝導路を介して心室に伝わる場合は，心室群のQRS間隔が広く，一見，心室頻拍と間違い易い所見を示すため注意を要する（偽性心室頻拍）[4]．

3 心電図異常例の精検結果を分析した研究の成果

著者らは第1章で示したような健診心電図異常所見リストの中のカテゴリー5に属する「要精検」537例について検討し，冠状動脈疾患18例（3.4%），心臓弁膜症22例（4.1%），修正大血管転位1例（0.2%），不整脈伝導障害型心筋症2例（0.4%），肥大型心筋症29例（5.4%），拡張型心筋症4例（1.8%）など，重大な心疾患を発見し，必要な例には心臓手術などの適切な治療を行った[1]．（これらの例では心生検を行っていない）．

病歴，心電図，心エコー図，核医学的検査，心臓カテーテル検査などの検査結果から心筋症を疑って心生検を行った103例の分析結果では，肥大型心筋症36例（35.0%），拡張型心筋症6例（5.8%），不整脈原性右室心筋症4例（3.9%），Fabry病2例（1.9%）などの診断を確定できた．

要約

本章では第2章の続編として，心電図実例40～64例を提示して解説を加え，心電図実例提示に関する各論的考察を述べた．

なお，健診心電図異常537例の精密検査の分析結果，および心生検を施行した103例の分析結果では，従来明らかでなかった心筋症例など，重大な心疾患が発見された．

文献

1) 北島 敦：心臓検診における心臓精密検査例の臨床的・病理学的分析．信州医誌 2000；48：105-120
2) 関口守衛：「心と肺の臨床」シリーズ―まとめ．診断と治療 2003；91：943-949
3) 関口守衛：心電図経過から心筋症，肺疾患の重症度を知り心臓移植の適応を考える．診断と治療 2000；88：865-871
4) 磯部光章，奥村 謙：Electrocardiography A to Z．心電図のリズムと波を見極める．日本医師会誌 2015；144：特別号(2)

COLUMN

J波症候群

　J波は心室細動や多形心室頻拍などの悪性不整脈の出現直前に前触れとして出現する場合もあり（J波の不整脈源性），臨床的に非常に重要な意義があることが判明したために，近年広く急速に注目を集めている．

　J波は下壁（Ⅱ，Ⅲ，aVF）または左側壁（Ⅰ，aVL，V4-6）誘導の2誘導以上に0.1 mV以上のJ点上昇またはJ波振幅増大を示す場合に診断される．

　Brugada症候群と早期再分極症候群は，臨床的，心電図学的，遺伝学的，あるいは薬物に対する反応においても多くの類似点を認めることから，Antzelevitchら[1]はBrugada症候群，早期再分極症候群に虚血性J波および低体温性J波を加えた包括的な概念として，これらを「J波症候群」と呼ぶことを提唱した．AntzelevitchらはBrugada症候群での右側胸部誘導における特徴的なST上昇をJ波症候群の右室流出路での表現型，早期再分極症候群を下壁ないし左側壁誘導におけるJ波症候群の表現型と解釈している．

　またJ波は特発性心室細動のみならず，先天性QT延長症候群，不整脈原性右室心筋症などにおいても，心室細動の出現と密接な関連があることが漸次明らかになりつつある．

　心室筋の貫壁性電位勾配が，J波やST上昇，心室細動の発生に関連するとされており，最近のトピックスである．

1) Antzelevitch C. Genetic, molecular and cellular mechanisms underlying the J wave syndromes. Circ J 2012; 76: 1054-1065.

第4章 巨大陰性T波

1 巨大陰性T波とは

巨大陰性T波(giant negative T waves, GNT)[1]は10 mm(1 mV)以上の深い陰性T波と定義される．このような所見を見た際にはまず肥大型心筋症(hypertrophic cardiomyopathy, HCM)，ことに心尖部に肥大が限局した心尖部肥大型心筋症(apical hypertrophic cardiomyopathy, APHCM)と高血圧性心疾患(hypertensive heart disease, HHD)を考える必要がある．心尖部肥大型心筋症では，V_{3-5}の10 mm以上の巨大陰性T波(肥大が心尖部に著明であり，V_4のR波高が最大となる)と陰性U波を伴う例が多い．

しかし，巨大陰性T波は他の種々の病態でも出現する(表4-1)．この所見はくも膜下出血などの脳血管障害時にも認められるが，この際には自律神経異常の関与が考えられる．また心臓手術後，Adams-Stokes症候群回復期，頻拍発作後，心内膜下梗塞(非Q波心筋梗塞)，急性冠症候群(acute coronary syndrome)，心筋炎，心臓ペーシング後，心サルコイドーシス[2]，好酸球増加症候群(hypereosinophilic syndrome, HES)[3]，心Fabry病[4]などで出現する．近年話題の心筋症であるたこつぼ心筋症[5]でも認められる．この場合の巨大陰性T波の出現は一過性であることが特徴である．

表4-1 巨大陰性T波を示す諸病態

1. 肥大型心筋症
2. 高血圧性心疾患
3. 虚血性心疾患
4. 脳血管疾患
5. 心手術後
6. Adams-Stokes症候群
7. 心サルコイドーシス
8. 好酸球増加症候群
9. ペーシング後
10. たこつぼ型心筋症

2 巨大陰性T波の頻度

森本[1,4]らは一般人口における巨大陰性T波の出現率を調査し，成人検診受診者例34,140人中17例(0.05%)に認めたことを報告している．なお血圧測定を行った15例中6例(40%)に高血圧を認めているが，これらはいずれも軽症高血圧に属していた．これらの6例と前年度以前の集団検診で巨大陰性T波を認めた5例の計11例について入院精査を行い，5例(45.5%)に肥大型心筋症を認めている．

著者ら[6,7]は長野県中小企業の勤労者16,153例の健診心電図異常所見の内訳と頻度を自動診断に依存せずに診断し，9例(0.06%)に巨大陰性T波を認め，森本ら[1,4]と同様の頻度を認めた．

3 心生検により鑑別した巨大陰性T波3例

症例1 特発性心尖部肥大型心筋症と診断した例. 54歳, 男性 (図4-1)

6年前から心電図に虚血性変化を指摘され, 1年前からV_{3-5}に巨大陰性T波を認めるようになった(図A). 左室造影では左室形態はスペード型を示し, 心尖部肥大(APH)と診断した(図B). 右室心生検では錯綜配列を伴う奇妙な心筋肥大像を認め, 心尖部肥大型心筋症と確定診断した(図C).

この例はV_4に最も深い陰性T波を認め, V_{3-5}のR波は増高し, 肥大が心尖部に著明であると想定でき, 心電図から心尖部肥大型心筋症を推察した.

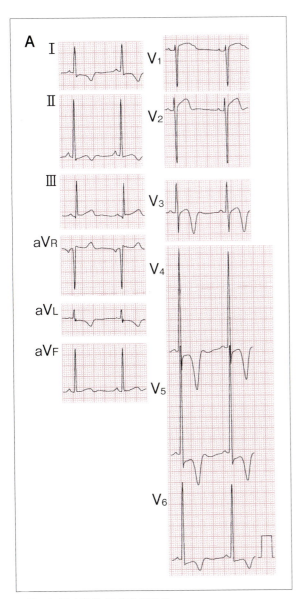

V_{3-5}に巨大陰性T波を認める.

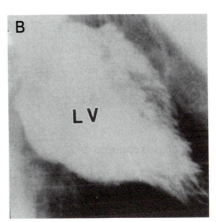

左室(LV)形態は拡張期にスペード型を示し, 心尖部肥大型心筋症に特徴的所見を示している.

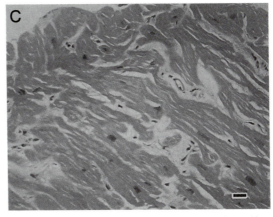

肥大型心筋症に特徴的な錯綜配列を伴う奇妙な心筋肥大像 (bizarre myocardial hypertrophy with disorganization, BMHD)を示す.
右下方のスケールは25μm.

図4-1 症例1の心電図(A)と左室造影像(B), 右室心生検像(肥大型心筋症)(C) (カラー図口絵参照)

症例2 高血圧症，錯綜配列を伴う奇妙な心筋肥大像(−)を認め高血圧性心疾患と診断した例．45歳，男性（図4-2）

経年的に巨大陰性T波が形成された例で，左室形態は左室造影でスペード型を示さず，右室心生検で錯綜配列を伴う奇妙な心筋肥大像を認めず，高血圧性心疾患と診断した例．巨大陰性T波が高血圧性心疾患でも出現することを示す例である．

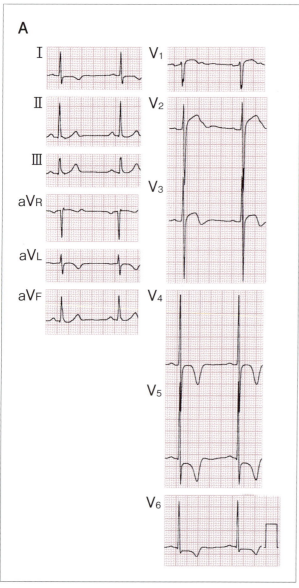

V₄,₅に巨大陰性T波を認める．

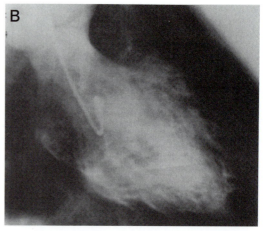

広汎に軽度肥大所見を認めるが，心尖部肥大所見を認めず，冠動脈造影所見は正常で，アセチルコリンによる冠攣縮誘発試験は陰性であった．

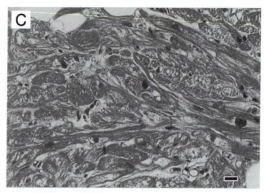

心筋細胞の軽度肥大を認め，他の所見に乏しく，高血圧性心疾患と考えられた．森本ら[4]は巨大陰性T波を示す例の中には，肥大型心筋症ではなく，軽症高血圧性心疾患に属する例があることを指摘しており，本例はその所見に一致する．
右下のスケールは25μm．

図4-2 症例2の心電図(A)と左室造影像（軽症高血圧性心疾患）(B)，右室心生検像(C)（カラー図口絵参照）

症例3　心生検で確定診断された女性 Fabry 病．50 歳，女性（図4-3）

　本例は健診心電図の巨大陰性 T 波を契機として発見された Fabry 病[7), 8)]で，遺伝子異常が発見された．Fabry 病は，ライソゾーム酵素の一つである α-ガラクトシダーゼの欠損により血管内皮細胞を中心に GL-3 や Gb3 などの糖脂質が末梢神経，心臓，腎臓などの臓器に蓄積する．臨床症状は多臓器にわたり，その出現様式には個人差があるが，心臓症状としては，胸痛，伝導障害による不整脈，房室ブロックによる突然死，心筋症，心不全などがある．

　Fabry 病を健診で発見した報告は少なく，ことに女性例は稀である．本例は精検来院時に皮膚に被角血管腫（angiokeratoma）を疑わせる丘疹を認めた．皮膚生検では当初は Fabry 病とは考えられず，後に行った心生検で特徴的病理組織像を認め，Fabry 病を疑い（図C），遺伝子検査でミスセンス変異［A-T at nucleotide692；Asp231val(DV231V)］を同定して確定診断し得た．

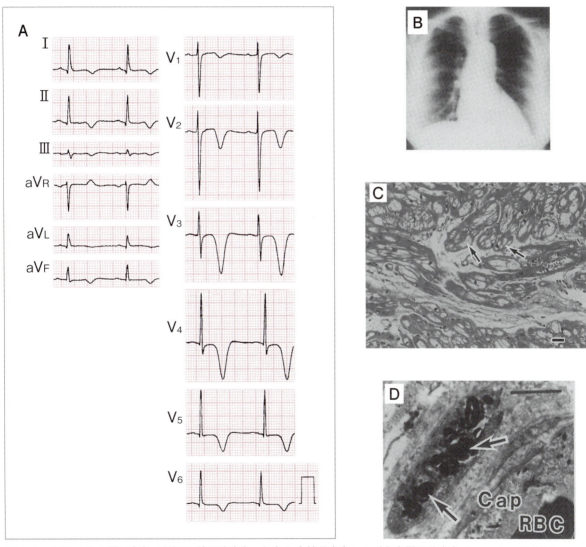

図4-3　症例3の心電図(A)，胸部 X 線写真(B)，右室心生検像(C)および皮膚電顕像(D)（カラー図口絵参照）
　心電図(A)では広汎な胸部誘導に深い陰性 T 波を伴う左室肥大所見を認める．
　胸部 X 線写真(B)では心胸郭比 55% と心臓横径の拡大を示し，左第4弓の左方への軽度突出を認める（左室肥大）．
　右室心生検像(C)では心筋細胞の肥大(3+)，変性(3+)，線維化(1+)を認め，肥大型心筋症に特徴的な錯綜配列を伴う奇妙な心筋肥大像（BMHD）を認める．心筋細胞は淡明細胞（clear cell）からなり，特徴的な淡黄褐色の脂肪性沈着物を認め，Fabry 病が疑われた．右下のスケールは 25 μm．
　皮膚電顕像(D)では毛細管（Cap）の外膜細胞質内に Fabry 病特有の高電子密度の脂質沈着を認めた．右上のスケールは 1 μm．

4 巨大陰性T波が肥大型心筋症であるか否かの鑑別点

　集団検診で巨大陰性T波を指摘された8例について精密検査を行ったところ[7]，肥大型心筋症を4例に認めた．8例中5例に核医学的検査(RI検査)を行い，内4例(80%)に心筋病変の存在が推定された．なおこれとは別に，心筋症を疑って心生検を実施した健診例103例中27例に巨大陰性T波を認め，内15例(55.6%)に錯綜配列を伴う奇妙な心筋肥大像[9]を認めて肥大型心筋症と診断した[6),10)]．

5 高血圧性心疾患でも認められる巨大陰性T波

　心生検は，肥大型心筋症か高血圧性心疾患かの鑑別に有用である．

　森本の報告[1),4)]と著者らの報告をまとめると，巨大陰性T波を示す例の約30〜40%は肥大型心筋症であるが，他の30〜40%は肥大型心筋症ではなく，高血圧性心疾患(しかも軽症例)が多く含まれていた．しかし，この所見は高度の高血圧例には認められず，家族性心筋症も少ない．

COLUMN

Fabry病

　Fabry病は，ライソゾームにあるα-ガラクトシダーゼ(α-Gal)の欠損により，グロボトリアオシルセラミド(GL-3)やガラビオシルセラミド(Ga2)，血液型B型糖脂質など非還元末端にガラクトースをもつ糖脂質が，血液内皮細胞，心筋細胞，神経節細胞をはじめとするさまざまな細胞に蓄積し，腎臓や心臓を中心とする各臓器に関連するさまざまな臨床症状を示す疾患である．

　血管の内皮細胞に上記の糖脂質が蓄積し，細胞が膨大するので，その結果として血管の狭小化が起き，脳梗塞，狭心症，心筋梗塞，網膜中心動脈閉塞など虚血性の疾患が発症する．

　Fabry病では，心筋細胞にスフィンゴ糖脂質が蓄積し，左室肥大または右室肥大を認め，心障害を示す．また，スフィンゴ糖脂質の蓄積は刺激伝導系の細胞にも生じ，さまざまな心電図異常や不整脈が認められる．心障害が軽度である若年時には，心症状を認めないことが多い．しかし，病気の進行とともに心障害の増悪を認め，心不全症状や不整脈による症状が出現する．

　Fabry病は，循環器領域では心肥大を生じる心筋疾患として位置づけられており，「原因が明らかな心筋疾患あるいは全身疾患に伴う心筋疾患」と定義される特定心筋症(二次性心筋症)の一つとして分類されている[1)]．

　古典的のFabry病では多臓器障害を認めるのに対し，左室肥大を主とした心障害を主徴とし他の臓器障害を欠く亜型Fabry病が存在し，「心Fabry病」と呼ばれている．本症は，臨床的に肥大型心筋症と診断された患者や原因不明の左室肥大と診断された患者の中に，人種を越えて比較的高い頻度で存在することが報告されている．

1) Richardson P et al. Report of the 1995 World Health Organization/International Society and Federation of Cardiology Task Force on the definition and classification of Cardiomyopathies. Circulation. 1996; 93: 841-842

6 肥大型心筋症診断の根拠となる奇妙な心筋肥大の意義

　肥大型心筋症に特徴的病変として，錯綜配列を伴う奇妙な心筋肥大像がある[11]〜[13]．心生検における錯綜配列を伴う奇妙な心筋肥大像の肥大型心筋症の診断における意義は，布田ら[11]によると左室では感度71％；特異度89％；右室[12]では感度66％；特異度97％である．また肥大型心筋症と高血圧性心疾患との鑑別については，前者のスコアが有意に高く，この所見に基づいて両者の鑑別が可能であり[11]，巨大陰性T波の鑑別に有用である[13]．

要約

　巨大陰性T波(giant negative T waves，GNT)は，1.0 mV以上の深い陰性T波で，一般成人の健康診断で0.05％に認められる．

　本章では巨大陰性T波を示す代表的3例を示した．
- 特発性心尖部肥大型心筋症で，右室心生検で肥大型心筋症に特徴的な錯綜配列を伴う奇妙な心筋肥大像(BMHD)を認めた(54歳，男性例)．
- 左室造影で左室形態がスペード型を示さず，心生検でも錯綜配列を伴う奇妙な心筋肥大像を認めず，高血圧性心疾患と診断された(45歳，男性例)．
- 心生検での特徴的な病理組織所見に基づき，女性発症のFabry病であることが判明した．その後の遺伝子検査でA-T at nucleotide692；Asp231val(DV231V)のミスセンス変異を認め，Fabry病の確定診断を下すことができた(50歳，女性例)．

　これらの3例は，何れも厳重な経過観察を要する病態である．また，これらの3例の考察から，巨大陰T波を示す例には，心尖部肥大症，心尖部肥大型心筋症および心尖部非対称性肥大型心筋症の3種類の病態があることを明らかにした(症例3のFabry病例の遺伝子分析については鹿児島大学第一内科，中尾 正一郎 助教授の御尽力を頂いた)．

文献

1) 森本紳一郎ら：巨大陰性T波．診断と治療 1983；71：2247-2253
2) 矢崎善一ら：サルコイドーシスの心病変．医学のあゆみ 1996；178：46-50
3) 関口守衛ら：HES(hypereosinophilic syndorome)と心筋障害．血液・腫瘍科 1997；34：121-129
4) 森本紳一郎ら：集団検診34,000例における巨大陰性T波の出現頻度とその観血的検査所見9例の検討．呼と循 1981；29：1337-1346
5) 森本紳一郎ら：話題の心筋症1)たこつぼ心筋症．病理と臨床 2011；29：145-148
6) 北島 敦：成人検診70,524例のコンピューター診断例と16,153例の専門医判定例における心電図異常所見の比較検討．Therap Res. 1999；20：347-350
7) 北島 敦：心臓検診における心臓精密検査例の臨床的・病理学的分析．信州医誌 2000；48：105-120
8) 中尾正一郎ら：二次性心筋症—Fabry病．別冊医学のあゆみ，循環器疾患—State of arts．603-606，医歯薬出版，東京，1996
9) 関口守衛ら：心内膜心筋生検法による心筋生検の病理組織学的診断—その基準と半定量化．基礎と臨床 1996；30：9-36
10) 坂本二哉ら：肥大型心筋症—心尖部肥大型心筋症を中心に．循環器専門医 1996；4：45
11) Nunoda S et al.：Left ventricular endomyocardial biopsy findings in patients with essential hypertension and hypertrophic cardiomyopathy with special reference to the incidence of bizarre myocardial hypertrophy with disorganization and biopsy score. Heart Vessels 1985；1：170-175
12) 布田伸一ら：慢性右室負荷心の右室心内膜心生検所見—肥大型心筋症との比較検討を中心に．心臓 1985；17：3-11
13) Morimoto S et al：Cardiac muscle disorganization in apical hypertrophic cardiomyopathy—A cardiac biopsy study. Jpn Heart J 2003；44：505-513

第5章

左脚ブロック

1 左脚ブロックとは

　心室内刺激伝導路は房室結節からヒス束を経て右脚と左脚に分かれ，左脚はさらに前枝と後枝に分かれて放射状に左室に広がる．左脚主幹部または左脚末梢の広範な障害のために，左脚における興奮伝導が障害された状態を左脚ブロックという．

　QRS間隔が0.12秒以上を完全左脚ブロック（complete left bundle branch block, CLBBB），QRS間隔が0.10秒以上0.12秒未満を不完全左脚ブロック（incomplete left bundle branch block, ILBBB）という．

　図5-1, 2に右脚ブロックと左脚ブロックの障害部位を示す．

　左脚ブロックは右脚ブロックに比べて頻度が少なく，健診自験例では16,153例中6例（0.07%）に認められた[1]．予後不良とされているが，健診で認められる例は，症状がない例がほとんどである．

　左脚は右脚に比べて太く，傷害され難く，左脚ブロックを認める例は高度の心筋病変を持つ例が多い．

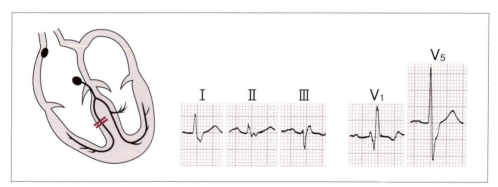

図5-1　右脚ブロックの障害部位
　＝は右脚の障害部位を示す．

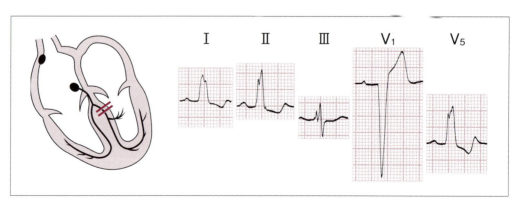

図5-2　左脚ブロックの障害部位
　＝は左脚の障害部位を示す．

表 5-1 Lev 病と Lenégre 病

Lev 病[1]（レブ病）	Lev は米国の心臓病理学者．Lev 病は高齢者の刺激伝導系の老年性変性，心房と心室の境界にある中心線維体などの心臓骨格（cardiac skelton）の石灰化，変性，線維化などにより生じる．
Lenégre 病[2]（ルネーグル病）	Lenégre はフランスの心臓病理学者．Lenégre 病は中高齢者で，他に心疾患を合併しない伝導系障害（硬化，変性など）による．病変（線維性置換）は左右両室に広汎に存在する．特発性房室ブロックに進展する例があり，突然死の危険がある．

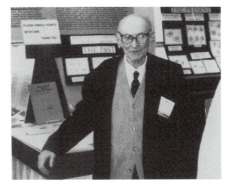

図 5-3 Maurice Lev 先生

Lev 病と呼ばれる老年性の刺激伝導性疾患の病理組織像を明らかにした Lev 先生（故人）は，AHA（米国心臓協会）の学会にいつも心臓病理標本を展示して熱心に説明しておられ，写真撮影にも気軽に応じて下さった．
（撮影 関口 守衛）

一般的には虚血性心疾患，高血圧性心疾患，特発性心筋症，心筋炎などの器質的心疾患に伴って認められ，広汎な左室心筋障害を基礎に持つ場合が多い．

明らかな基礎疾患がない例は Lev 病[3]や Lenégre 病[4,5]によることがある（表 5-1）．Lenégre 病は進行性心臓伝導障害と呼ばれる場合がある．近年両者は同一疾患であるとする意見が強く，心電図所見も脚ブロック，完全房室ブロックなどの多様な所見を示し，日常臨床でも少なからず遭遇する疾患である．

健診例で認める左脚ブロック例の中には，明らかな基礎疾患がない例が多く，これらは特発性左脚ブロック（良性左脚ブロック）と診断する．

2 左脚ブロックの心電図

完全左脚ブロックの診断基準を下記に示す[6]．
（1）QRS 間隔≧0.12 秒
（2）$V_{5,6}$ の q 波の消失（中隔ベクトルの進行方向の逆転），しばしば $V_{1,2,(3)}$ の QRS 波は QS 型を示す．
（3）左側胸部誘導（$V_{5,6}$）における心室興奮時間の遅延
（4）左側胸部誘導における R 波頂点のプラトー形成，R 波上行脚または下行脚のスラー

（1）の QRS 間隔延長は，興奮が心室中隔を通過するのに時間を要するためと考えられる．（2）の左側胸部誘導（$V_{5,6}$）で q 波を欠く所見は，中隔興奮の進行方向の逆転（中隔ベクトルの方向の逆転）を反映し，完全左脚ブロックの診断に最も重要な所見である[6,7]．

完全左脚ブロック時の心室内興奮伝導過程の特徴は，心室中隔の興奮過程の変化と左室自由壁の興奮の遅延である[6,7]．これに伴い興奮消失過程が異常となり，いわゆる二次性 ST-T 変化が出現する．

AHA/ACCF/HRS 勧告（2009）[8]による不完全左脚ブロックの診断基準を下記に示す．
（1）QRS 間隔拡大の判定基準は成人では 110-119 ms，8〜16 歳では 90-100 ms，＜8 歳では 80-90 ms である．
（2）左室肥大心電図波形の存在
（3）V_{4-6} の R-peak time＞60 msec
（4）I，$V_{5,6}$ に q 波がない．

3 病因

左脚ブロックは器質的心疾患を持つ例が多く，機能的に生じる例は少ない．完全左脚ブロックの病因には高血圧性心疾患（HHD），心筋症（肥大型心筋症，拡張型心筋症など），大動脈弁狭窄症，強い大動脈石灰化，サルコイドーシスやアミロイドーシスなどの刺激伝導系障害を起こす疾患，冠動脈疾患，前壁心筋梗塞症な

どがあるが，心外傷でも認められる[6),7)]．

また筋緊張ジストロフィー，皮膚筋炎などの二次性心筋疾患，先天性心疾患などに合併する例もあり，左室肥大，心不全を伴う例が多い．

原因が分からない例は特発性左脚ブロックと呼ばれ，Lev病[3)]，Lenégre病（進行性心臓伝導障害）[4),5)]，などはこれに属する．これらは完全房室ブロックに進展するおそれがあるため厳重な経過観察が必要である．本症の診断には詳しい家族歴の聴取や家族の心電図検査も必要である．Lenégre[4),5)]病の確定診断には遺伝子 SCN5A 変異の立証が必要である．SCN5A 変異は Brugada 症候群や先天性 QT 延長症候群 3 型（LQT3）の責任遺伝子でもあり，これらの疾患が同一例に発現する例がある（overlap 症候群）[9)]．

4 心生検によって病態を明らかにした左脚ブロック 3 例

症例 1 不整脈原性右室心筋症の左室への波及と考えられた例．67 歳，女性 （図 5-4）

本例の心電図は左脚ブロック波形を示す（図 A）．症例によっては，左脚ブロック所見と正常波形の交互出現を示す例や，完全左脚ブロックと不完全左脚ブロックの交互出現を示す例もある．

本例では，臨床的に不整脈原性右室心筋症[10)]があり，心尖部は心室瘤様の病態を示し，左室にも病変があると考えられた．右室心生検では脂肪組織（FAT）の増加を認めた（図 B）．

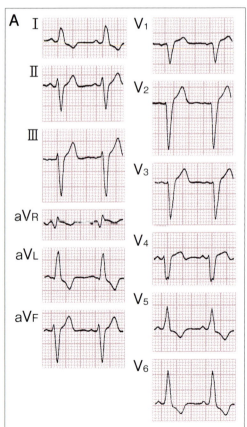

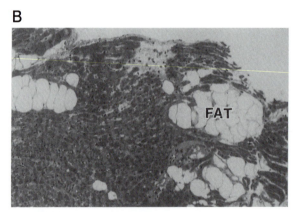

脂肪組織（FAT）の増加を認める．

完全左脚ブロック所見を認める．QRS 間隔 ≧ 0.12 秒，I，aV_L，V_6 の QRS 波は R 型，V_{1, 2} は QS 型を示す．

図 5-4 症例 1 の心電図（A）と右室心生検像（B） （カラー図口絵参照）

症例2 若年発症の完全左脚ブロック例で，中年になって拡張型心筋症に進展した例．41歳，男性（図5-5）

健診心電図異常を指摘され精検した例．心電図は完全左脚ブロックを認める（図A）．本例は25歳頃から心電図異常を指摘されていたが放置していた．40歳時に労作時息切れを自覚するようになった．右室心生検所見では心筋細胞の肥大・変性，心内膜下心筋の線維化（F）が目立ち，同様の病変が左室にも存在し，これが完全左脚ブロックの基礎病変と考えられた（図B）．病因は不明で，特発性と考えられた．

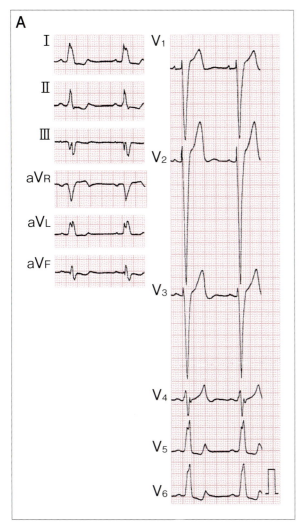

完全左脚ブロック所見を認める．

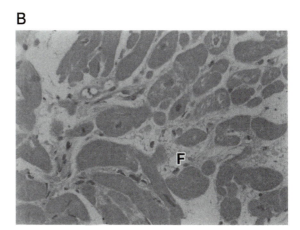

心内膜下心筋の線維化（F），心筋細胞の肥大，変性を認める．

図5-5 症例2の心電図（A）と右室心生検像（B）（カラー図口絵参照）

症例3　ウイルス性心膜心筋炎と思われる例．40歳，女性（図5-6）

心電図では完全左脚ブロックを認める（**図A**）．

右室心生検では心筋細胞の配列の乱れ，筋束の融解・消失，間質浮腫などを認めた．軽度の心筋炎後変化の所見があり，心筋炎の修復帰転が左脚ブロックの成因として関与している可能性が考えられた（**図B**）[11]．

本例では，健診で左脚ブロック所見を認めた3～4カ月前から反復する胸痛が出現し，心膜心筋炎（潜在性ウイルス性心筋炎）が疑われた．心臓核医学検査でも心筋炎後変化に対応する所見を認めた．

なお病理組織学的に心筋炎後変化を認めた際には，ウイルス性心筋炎の他に心サルコイドーシスも考慮に入れる必要がある．本例では胸部X線写真で，両側肺門リンパ節腫大が疑われたため，心サルコイドーシスも基礎疾患として考慮に入れる必要がある．本例では近親者に突然死例を認めたため家族性心筋症も否定出来ない．なお心サルコイドーシスの診断には心臓核医学検査が有用である．

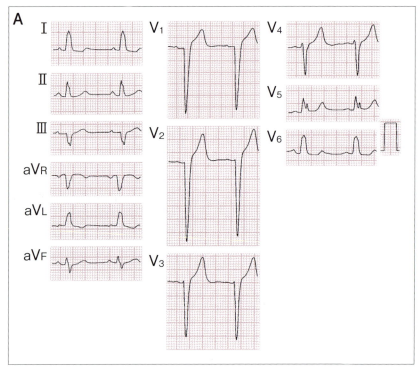

完全左脚ブロック所見を認める．

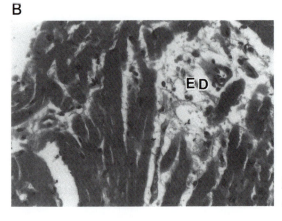

心筋細胞の配列の乱れ，筋束の融解・消失，間質浮腫（ED）などの所見を認め，軽度の心筋炎後変化と考えられた．

図5-6　症例3の心電図（A）と右室心生検像（B）（カラー図口絵参照）

5 鑑別診断

心電図所見の鑑別には，WPW症候群，右室ペーシング，非特異的心室内伝導障害，心室内伝導障害を伴う前壁中隔梗塞などとの鑑別が必要である．神経筋疾患が疑わしい場合は，血清CPK測定，MRI，筋電図などの諸検査が必要である．

6 予後

予後は基礎疾患によるが，一般に右脚ブロックを示す例より不良で，特にQRS間隔が0.16秒以上の延長を示す例の予後は注意を要する．完全房室ブロックに進展する頻度は年間約1％前後で[7]，2枝あるいは3枝ブロックを示す例の突然死の原因の25％は完全房室ブロックに関連する[7]．

Schneiderら[12]は左脚ブロックを示す例の16％では明らかな心疾患を認めないことを報告しており，左脚ブロックの中にも良性脚ブロックがある点に留意する必要がある．Rajalaら[13]は85歳以上の高齢者では，右脚ブロック所見および左脚ブロック所見は，何れも死亡率に影響しないことを報告している．

基礎疾患の明らかでない左脚ブロックにはLev病[3]やLenégre病[4,5]があり，厳重な経過観察と，必要であればペースメーカ治療を考慮する．なお若年発症の場合でも，経年的に病変・臨床症状を示すこともあり，定期的な経過観察が大切である．

要約

左脚ブロックは右脚ブロックに比べて頻度が少なく，著者らの健診例16,153例中6例（0.07％）に認められた[1]．

本章では，健診で発見された左脚ブロック症例の中で，心生検を行い，その病因を明らかにすることができた3例を提示し解説を加えた．

- 不整脈原性右室心筋症の左室への病変波及と考えられる例で，右室心生検で脂肪組織の増加を認めた（67歳，女性例）．
- 若年発症の左脚ブロックで，心生検で心筋細胞の肥大，変性，線維化を認め，特発性拡張型心筋症と診断した（41歳，男性例）．
- ウイルス性心膜心筋炎と考えられた例で，心生検で心筋炎後変化を認めた（40歳，女性例）．

これらの例の検討結果から，左脚ブロック例は，何らかの心筋病変を合併していると判断して良い．

文献

1) 北島 敦：心臓検診における心臓精密検査例の臨床的・病理学的分析．信州医誌 2000；48：105-120
2) 岡田了三：Lev病．別冊日本臨牀，循環器症候群IV，pp.515-518，日本臨牀社，大阪，1996
3) Lev M：The pathology of complete atrioventricular block. Cardiovasc Dis 1964；6：317-326
4) 鈴木宏昌ら：Lenégre病．別冊日本臨牀，循環器症候群VI，pp.512-514，日本臨牀社，大阪，1996
5) Lenégre J：Etiology of bilateral bundle branch block in relation to complete heart block. Prog Cardiovasc Dis 1964；6：409-444
6) 森 博愛（編）：心電図の基礎と臨床—循環器学へのアプローチ．医学書院，東京，1990
7) 井上 博（編）：心電図を読み解く．文光堂，東京，1997
8) Surawicz B et al. AHA/ACCF/HRS recommendations for the standardization and interpretation of the electrocardiogram: Part III: Intraventricular conduction disturbances. JACC 2009；53(11)：976-981
9) 森 博愛：遺伝性不整脈．医学出版社，東京，2009
10) 関口守衛ら：不整脈原性右室心筋症ないし異形成症．日本臨牀 2000；58：108-116
11) 関口守衛ら：心筋生検．循環器専門医 1999；7：363-375
12) Schneider JF et al.：Newly acquired left bundle branch block：The Framingham study. Ann Intern Med 1979；90：303
13) Rajala JF et al.：ECG findings and survival in very old people. Eur Heart J 1985；6：247-252

第6章

異常 Q 波

1 異常 Q 波とは

異常 Q 波は心筋壊死の表現で，aVR 以外の誘導で幅 0.04 秒以上，深さがそれに続く R 波の 1/4 以上のものと定義されている．異常 Q 波といえば心筋梗塞を考えることが多いが，必ずしも心筋梗塞のみに出現する所見ではなく，心筋症，心アミロイドーシス，心筋炎，肺気腫，漏斗胸などでも異常 Q 波を伴う梗塞様心電図所見を示す場合がある[1),2)]．心室中隔が肥大，肥厚し，左室対応誘導（I，aVL，V5,6）の small q 波が深くなる肥大型心筋症（hypertrophic cardiomyopathy，HCM）では，図 6-1 に示すように心筋梗塞との鑑別が困難な場合がある．この際，心エコー図で非対称性心室中隔肥厚（asymmetric septal hypertrophy，ASH）を認めれば，肥大型心筋症と診断できる．

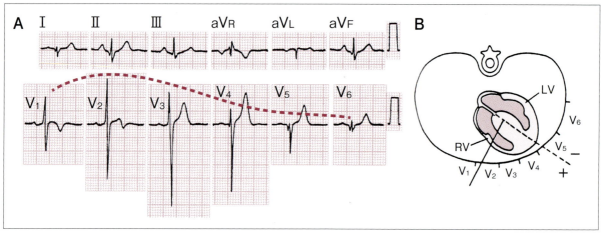

図 6-1　肥大型心筋症（HCM，ASH 型）の典型的心電図を知り，異常 Q 波を鑑別する（北島，関口[2)]）
　44 歳，男性，血圧 110/50 mmHg．
　A：I，aVL に異常 Q 波；V1,2 に R 波増高；V5,6 に deep q 波を認め，自動診断は側壁心筋梗塞（時期不明）と診断した．しかし，この心電図は心筋梗塞ではなく，典型的な肥大型心筋症と診断すべき特徴的所見を示している．すなわち，I，aVL に冠性 T 波がなく，V1 は R 波増高を示す．心電図上に胸部誘導の R 波振幅の変化を点線でなぞってみた．このような胸部誘導心電図波形は肥大型心筋症に特徴的で，非対称性心室中隔肥厚（ASH）を疑わせる．
　B：肥大型心筋症の際に A のような心電図所見を示す機序を図 B に示す．心室中隔の肥厚により前方起電力が増大し，右室肥大と同様の機序で V1,2 の R 波の振幅が増大する（＋）．
　他方，V1 の対側誘導である V5,6 では，深い Q 波，R 波の減高を示す（－）．
　図 B は Braudo の原図を改変したものである（Am J Cardiol 1964；14：599）．

2 心筋梗塞におけるQ波の意義

心筋梗塞部は、心筋壊死、傷害および虚血の3層からなり、心電図所見はこれらの病変に対応して異常Q波、ST上昇および冠性T波を示す(図6-2)。障害された冠動脈枝の灌流領域に対応した各心電図誘導にR波消失、異常Q波などの所見が出現し、貫壁性心筋壊死領域に対応した誘導のQRS波はQS波を示す[3]。

図6-3に各部位の心筋梗塞(myocardial infarction, MI)の心電図を示す。

① **前壁中隔梗塞**(anteroseptal MI)：$V_{1,2}$のQS波、ST上昇と冠性T波(coronary T wave)が特徴である。

② **前側壁梗塞**(anterolateral MI)：I, aV_Lの異常Q波から高位側壁梗塞、V_{4-6}の異常Q波から側壁梗塞を認めるが、本例ではST上昇、冠性T波が明らかでなく、陳旧性梗塞と推測される。

③ **下壁梗塞**(inferior MI)：II, III, aV_Fに異常Q波と冠性T波を認める。

④ **下後壁側壁梗塞**(inferoposterolateral MI)：II, III, aV_Fの異常Q波およびST上昇から比較的新鮮な下壁梗塞が考えられる。またV_1のR波増高、ST低下、左右対称的な陽性T波から高位後壁梗塞が考えられる。かつV_6に異常Q波とST上昇があり、側壁梗塞の合併がある。

⑤ **陳旧性前壁中隔梗塞**(old anteroseptal MI)：V_{1-3}のR波減高、$V_{2,3}$に小さいq波が先行する低いr波(embryonal r wave)を認め、治癒過程にある陳旧性心筋梗塞(old myocardial infarction, OMI)の所見を認める。

⑥ **中隔梗塞**(septal MI)：$V_{1,2}$のQRS波はQS型を示し、自動診断は中隔心筋梗塞(疑)と診断している。本例では冠性T波を認めず、このような心電図では心筋梗塞の確定診断を下すことはできない(自動診断の偽診例の可能性)。$V_{1,2}$のQS波は正常例にも見る場合がある。

⑦ **wide QRSと異常Q波を示す例**：一見してQRS間隔拡大(wide QRS)を認め、心室内伝導障害(intraventricular conduction disturbance, IVCD)の合併を推測させる。III誘導に幅広く深い異常Q波を伴い、高度かつ広範な心筋の退行変性、心筋細胞脱落ないし線維化などの病変の存在が推測され、冠状動脈多枝病変が考えられる。

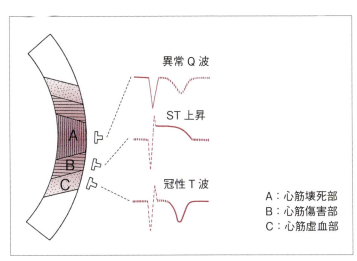

図6-2 心筋梗塞病巣と心電図所見との関係
　心筋壊死部は心電図上異常Q波に対応し、心筋障害はST上昇、心筋虚血部は冠性T波に対応している。

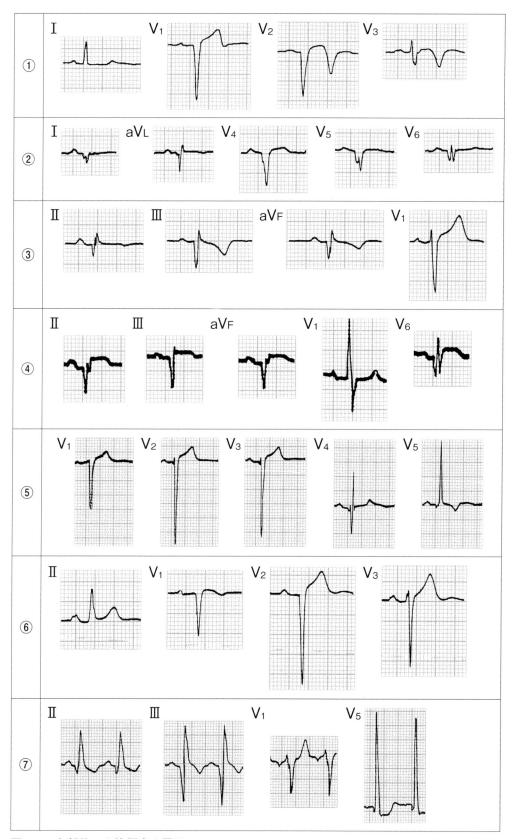

図6-3 各部位の心筋梗塞心電図

60　第6章　異常Q波

3 異常 Q 波を認める疾患

　心筋梗塞症の異常 Q 波は心筋壊死を反映し，陳旧化と共に軽減ないし消失する例もある．なお心内膜下梗塞では異常 Q 波を示さない．異常 Q 波は心室筋の興奮異常，心筋活動電位の変化に基づいて生じるため，特発性心筋症などの心筋梗塞症以外の疾患の際にも出現する場合がある（**表 6-1**）[4),5)]．

　●**肥大型心筋症**（hypertrophic cardiomyopathy, HCM）：異常 Q 波の出現率は約 25% で[2)]，このような例では心筋，ことに心室中隔に異常な肥大による筋性肥厚を生じ，左室自由壁肥厚と不均衡な中隔肥大（非対称性中隔肥厚）を認める．そのため前方に向かう心起電力ベクトルの増大（V_{1-3} の R 波増高），その相反性変化（reciprocal change）として生じる $V_{5,6}$ の異常 Q 波に注目する必要がある（Braudo 説，**図 6-1**）[6)]．その他，Ⅱ，Ⅲ，aV_F，あるいは Ⅰ，aV_L にも異常 Q 波をしばしば認める．実際には複雑な心室内伝導障害を伴い，この原則に当てはまらない心電図波形を示す例も多い．なお肥大型心筋症では，異常 Q 波を示す誘導で T 波が陽性の場合が多く，心筋梗塞との鑑別に役立つ．

　●**拡張型心筋症**：異常 Q 波出現率は 32.5% で[5)]，この場合の異常 Q 波の成因は心筋病変による起電力減少ないし消失による．

　●心臓の位置変化により $V_{1,2}$ に QS 波が出現したり，肢誘導に Q 波が出現する例がある（漏斗胸，左側気胸など）[7)]．R 波減高（poor r wave progression）（**表 6-2**）や異常 Q 波についても，心臓長軸周りの回転（時計方向回転，反時計方向回転），胸郭変形などによる場合があり，これらを注意深く鑑別する必要がある．

　●**急性心筋炎**：一過性に異常 Q 波が出現する場合がある．この際にはかぜ様の前駆症状に続き，Adams-

表 6-1　異常 Q 波を示す諸疾患

1. 心筋梗塞症
2. 肥大型心筋症，拡張型心筋症
3. 漏斗胸，気胸，右胸心
4. 急性心膜炎
5. 心アミロイドーシス，心サルコイドーシス
6. 筋ジストロフィー
7. くも膜下出血
8. 肺気腫，急性肺血栓塞栓症
9. 肥満
10. WPW 症候群，脚ブロック

表 6-2　R 波の減高（文献 4 を参考にして著者らが追加改変した）

胸部誘導の R 波の振幅は，V_1 から V_4 に向かって徐々に増高し，V_5 で最も高く，R 波＞S 波となる．V_{1-4} まで R 波の振幅が低く 2〜3 mm に留まる場合があり，R 波漸増高不良（poor r wave progression）と呼ぶ．
この所見を示す場合としては以下の諸病態がある．
1. 貫壁性心筋梗塞では，異常 Q 波が出現する前の時期に R 波減高を認める場合が多い．また Q 波を示さない前壁心筋梗塞で，R 波減高のみに終始し，Q 波を示さない場合がある．
2. 心筋炎急性期に R 波の減高を認める．
3. 各種の心筋疾患では筋起電力低下のために R 波減高を示す場合がある．
4. 心臓の位置異常，漏斗胸，滴状心など．
5. 慢性閉塞性肺疾患（COPD），肺気腫など．
6. 左室肥大，右室肥大
7. 左脚ブロック
8. 心臓長軸周りの時計方向回転

Stokes症候群，心不全，心原性ショックなど重篤な心症状を示す場合がある．急性心筋炎に併発した心膜炎によりST上昇を起こすと，急性心筋梗塞との鑑別が必要になる．その際には，問診によるかぜ症状の有無の確認が診断に役立つ．

心筋炎の急性期には，心起電力減少によるR波減高(表6-2)を認め，寛解，治癒と共に徐々に回復して正常化する過程を観察できる．

- **心アミロイドーシス**：V_{1-3}にQ波(QS波)を認める．その他，低電位差，軸偏位，不整脈などを伴う場合も多い．
- **筋ジストロフィー**(特にDuchenne型)：下壁や側壁誘導にQ波を認めるが[4]，これは心筋が線維性に置換されたためと考えられる．本症ではV_1のR波増高が特徴とされているが，これは心筋病変が高位後壁に強く生じるためと考えられる．
- **くも膜下出血**：中枢性の自律神経障害を生じ，心筋に病変を起こして，異常Q波，ST上昇，QTc間隔延長などの所見を示す[4]．
- **肥満例**：横位心のためⅡ，Ⅲ，ことにaV_F誘導にQ波が出現し，自動診断で「下壁梗塞の疑い」と打ち出される場合がある．しかし，この場合にはST-T変化を伴わず，心筋梗塞の際の所見とは異なっている．BMI(身体指数)が診断に役立つ．
- **その他**，WPW症候群，心臓腫瘍，肺気腫，急性肺血栓塞栓症の際に梗塞様心電図所見が出現することが知られている．慢性閉塞性肺疾患(chronic obstructive pulmonary disease, COPD)，ことに肺気腫の際には胸部誘導のR波減高をしばしば認める．またⅠ，$V_{5,6}$などの左室対応誘導にQS型をみる場合がある．右房負荷，右軸偏位などの所見が，虚血性心疾患との鑑別点になる．また老年期に肺気腫が生じ易く，胸郭変形，樽状胸などの身体所見や胸部X線所見も参考になる．

4 鑑別診断

異常Q波を認めた際には，症状，基礎疾患，胸郭の形態，心起電力ベクトルの大きさと方向などを総合的に評価して鑑別する．

心筋疾患の際の異常Q波は心筋の変性，線維化，脱落などにより生じる．心筋炎では，当初は高度房室ブロックなどが出現し，その診断が難しい場合がある．房室伝導が回復した段階では，R波減高，QS波などを認めるが，回復に数カ月を要する場合もある．

aV_RのQ波あるいはQS波は正常所見である．

深さ6mm程度のq波をⅢ，aV_F誘導に見る例があるが，このような所見は体格(痩せ型，肥満)や胸郭変形(漏斗胸，扁平胸など)により心臓が圧排されるために生じる場合がある．さらに心室圧排によりP波に変化が出現することもある．

また，Q波にも病的意義がない場合もある．正常例でもⅢ誘導のQ波の振幅が5～6mm以上になる場合があるため，QⅢの存在だけでは異常とみなすことはできない．肥満者では，Ⅱ，Ⅲ，aV_FにQ波を認めることがある．しかし，肥満者にみる横位心に伴うQ波はST-T変化を伴っていない点に注意すれば容易に鑑別できる．

健診例の心電図診断の際には，被検者の年齢，性，身長，体重，既往歴や家族歴などの基本情報が極めて有用である．

5 鑑別診断の際に注意すべき所見

異常Q波は，心筋梗塞以外の色々な病態でも認められる．それらの中で，健診心電図の診断の際に遭遇する可能性がある普遍的な7種の病態を以下に解説すると共に，著者らの経験例の中から該当する症例の心電図を図6-4に示す．

① 右胸心では$V_{4,5}$にQ波を認めることがあるので注意を要する(図6-4①)．

② 労作時息切れを主訴として来院した高齢男性に異常Q波を認めた際には，肺気腫や樽状胸の有無に注意する必要がある(図6-4②)．

③ 左脚ブロックでは$V_{1,2}$がQS型を示す例が多い(図6-4③)．

④ 左室肥大心電図においても$V_{1,2}$がQS型を示す例がある(図6-4④)．

⑤ 急性心筋炎では，QS型を示す場合がしばしばある(図6-4⑤)．25歳，女性の心電図．初診時心電図(A)は高度房室ブロックを示していた(イソプロテレノール点滴静注を行っていたため，心

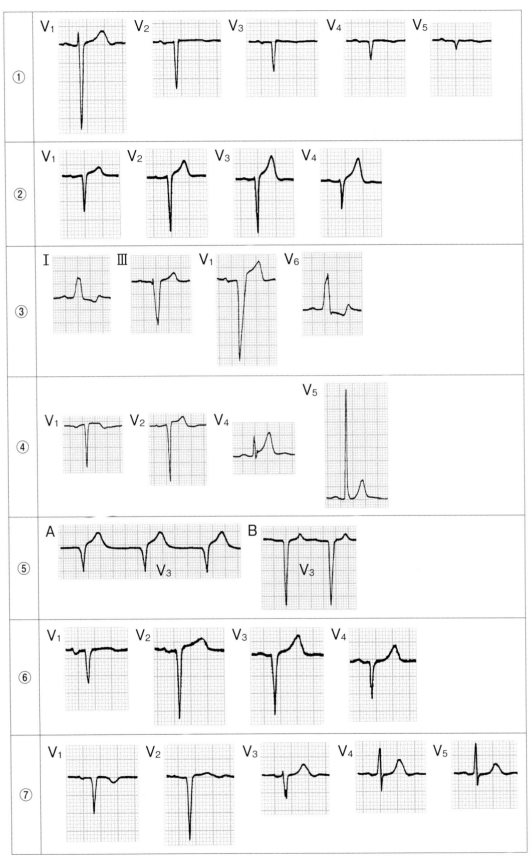

図6-4 異常Q波の鑑別診断で注目すべき所見

電図は心拍数約 60/分の心室自動を示している). 1 週後に房室伝導が回復した際にも,心電図(B)の V_3 の QRS 波は QS 型を示していたが,2 週後には R 波が回復出現した(関口:診断と治療 2005;93:1893 参照).

⑥ R 波増高不良(poor r wave progression)の実例は心アミロイドーシスによるものである. V_{1-4} の QRS 波は一見 QS 型のように見えるが,注意深くみると,低い初期 r 波を認める(図 6-4⑥).

⑦ 自動診断が中隔心筋梗塞と診断した 22 歳,女性の心電図.

22 歳の女性に心筋梗塞があることは,通常は考えられない.時計方向回転により $V_{1,2}$ が QS 型波形を示すと共に,$V_{4,5}$ もなお右室心外膜電位を反映して QRS 波が RS(Rs)型を示していると思われる(図 6-4⑦).

6 肥大型心筋症,拡張型心筋症および心室内伝導障害での異常 Q 波

症例 1　Q 波を示した肥大型心筋症. 42 歳,女性（図 6-5）

QRS 波の高電位や ST-T 変化は著明でない. Ⅱ,Ⅲ,aV_F,$V_{5,6}$ に q 波を認める. Ⅱ,V_6 の Q 波の振幅の絶対値は大きくないが,R 波の振幅に比べると相対的に大きく,心筋梗塞に特徴的な ST 上昇や冠性 T 波を示さず,心筋症による Q 波(q 波)と考えられた.

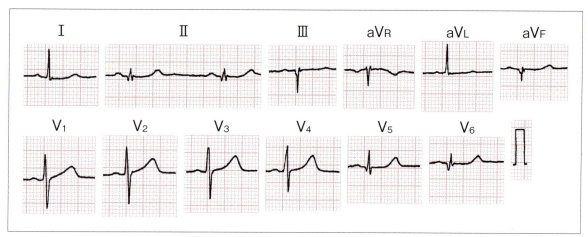

図 6-5　肥大型心筋症(HCM)に認められた Q 波
　Ⅱ,Ⅲ,aV_F,$V_{5,6}$ に小さい q 波を認めるが,冠性 T 波を伴わないため,虚血性心疾患による Q 波ではなく,肥大型心筋症による q 波と診断した. $V_{1,2}$ の R 波の相対的増高も図 6-1 と同一機序で生じている.

症例 2　典型的な拡張型心筋症. 29 歳,男性（図 6-6）

前額面誘導(標準肢誘導,単極肢誘導)の心電図各波(P,QRS,T 波)の振幅や胸部誘導 V_{4-6} の心電図の振幅は低いが,V_{1-3} の脱分極波(小さい r 波を伴う深い S 波)の振幅は大きい. V_{1-3} の QRS 波は一見したところ QS 波のように見えるが,著しく低振幅の初期 r 波を伴っている.心室の著明な拡張のために前胸壁と心室との距離が接近したことが,V_{1-3} の QRS 波陰性波の著明な振幅増大をおこしたものと思われる.また,著明な左室拡大のために心臓長軸周りの時計方向回転を起こし,QRS ベクトルが主として後(左)方向に向かい,V_{4-6} の誘導軸は,この後方に向かう QRS ベクトルと直交する方向に向かったために低振幅波として

記録されたものと考えられる.

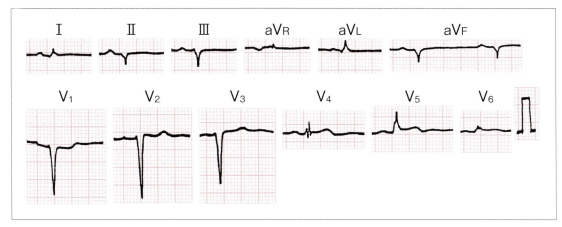

図 6-6 拡張型心筋症（DCM）の異常 Q 波と poor r wave progression
　心生検で著しい心筋線維化を認め，その後に行った剖検で確認した．このような異常 Q 波は，拡張型心筋症の 32.5％に認められた．

症例 3　病理組織学的に高度の心筋の退行変性と線維化を示し，心電図的に心室内伝導障害（intraventricular conduction disturbance, IVCD）の波形を示した特発性心筋症例（図 6-7）

　QRS 間隔は 0.20 秒と著明に延長しているが，典型的な完全右脚ブロックないし左脚ブロックとは異なった波形を示し，Ⅱ，Ⅲ，aVF，V2-5 の QRS 波は独特の不規則な QRS 波の鋸歯状分裂ないし大きい結節形性を伴う心電図波形を示している．Ⅱ，aVF，V5,6 には異常 Q 波も認められる．

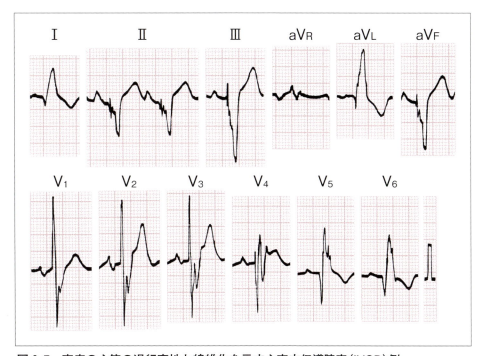

図 6-7 高度の心筋の退行変性と線維化を示す心室内伝導障害（IVCD）例
　QRS 波の特有の不規則なギザギザ波形，著明な QRS 軸の左軸偏位や異常 Q 波（V5,6）を伴う重度心筋症であった．

6　肥大型心筋症，拡張型心筋症および心室内伝導障害での異常 Q 波

7 健診で異常Q波を認め精査を行った3例

症例1 肥大型心筋症による異常Q波と診断した例. 48歳, 男性（図6-8）

家族性発症が病歴から明らかであったため, 兄弟の心電図検査を行った. 生活指導, 管理が必要と思われる例で, 心生検により重症度が高い肥大型心筋症と診断された. 本例では厳重な経過観察が必要である.

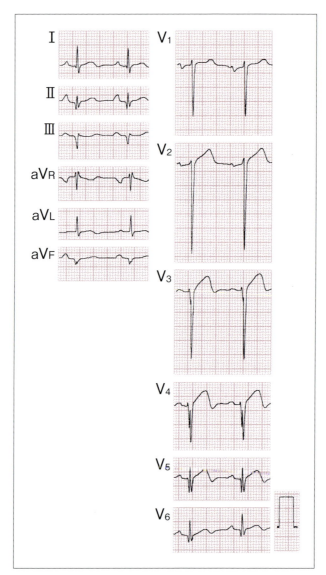

図6-8　症例1の心電図
Ⅱ, Ⅲ, aV_F, V_{5,6}に異常Q波を認める.

症例2 拡張型心筋症による心筋病変により，下壁起電力が減少ないし消失し，心筋梗塞と類似の機序で異常Q波が出現したと考えられた例. 52歳, 男性（図6-9）

拡張型心筋症では心臓のポンプ機能が低下し，心不全や重篤な不整脈が出現し易い. 拡張型心筋症での異常Q波出現率は32.5%で[2]，冠性T波を伴わない例が多い. 本例の心生検所見は「心筋炎後変化の疑い」で，その後に心不全，悪性心室不整脈を起こし，突然死した. 本例のような拡張型心筋症が健診により発見されたことは重要で，治療法としては抗不整脈薬投与，植込み型除細動器(implantable cardioverter defibrillator, ICD), 心臓移植などが行われる.

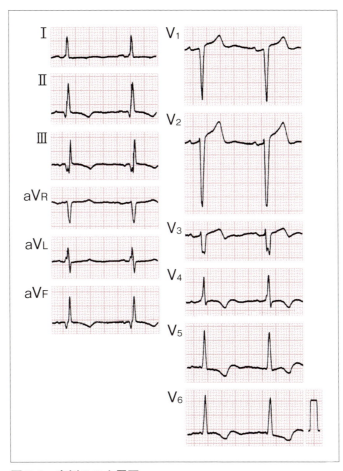

図6-9　症例2の心電図
　　　II, III, aVFに異常q波と陰性T波；V4-6に陰性T波を認める.

症例3 漏斗胸による心臓の圧排のため異常Q波が出現した例. 36歳, 男性（図6-10）

V1-3のQRS波のQS型，V4の著しいr波減高(poor r wave progression), IIIの深いQ波などの所見を認める. V1の幅広い陰性P波の成因は，心臓が左方に変移し，PベクトルがV1電極から遠ざかる方向に向かうためと考えられ，左房負荷と鑑別することが必要である[8]. 漏斗胸反転手術を行うと，このV1の陰性P波は正常化する可能性がある. なお本例ではI, aVL, V5,6に明らかなJ波[9]があり，側方早期再分極の所見を示している.

7　健診で異常Q波を認め精査を行った3例　　67

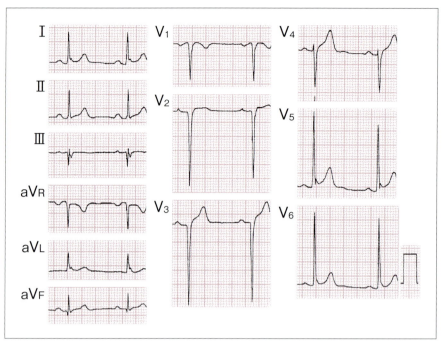

図6-10　症例3の心電図
　Ⅲの異常q波，V₁₋₃のQRS波のQS型波形，V₁₋₄のpoor r wave progressionを認める．

8 自験例の分析結果

　健診例で心電図異常のために精密検査を行った537例中に異常Q波を認めた例は44例(8.2%)であった．精密検査の結果，最も多かったのは原因不明の特発性25例(56.8%)で，次いで陳旧性心筋梗塞が3例(6.8%)，肥大型心筋症が2例(4.5%)に認められた[2]．これらの12例について心臓核医学検査を行い，7例(58.3%)に心筋病変を認めた．なお精検例中に陳旧性心筋梗塞例が少なかったのは，明らかな病歴を認め，精密検査実施の必要がなかった例が多かったためである．

要約

　集団検診例の心電図に見る異常Q波の臨床的問題について，自験例を提示して解説した．
　まず各種の心筋梗塞症例の心電図波形について紹介し，次いで異常Q波の鑑別診断の際に注意すべき事項，ことに肥大型心筋症の特徴的波形などについて述べた．また身体的要因(肥満，痩せ，漏斗胸などの胸郭異常)の影響についても留意すべきことを指摘した．

文献

1) 阿部一彦，関口守衛：Q波異常の鑑別診断．診断と治療 2006；94：1469-1474
2) 北島敦，関口守衛ら：健診で発見された異常Q波精査3症例．診断と治療 2003；91：2155-2161
3) 森博愛(編)：心電図の基礎と臨床―循環器学へのアプローチ．医学書院，1990
4) 関口守衛，王鶴姑：虚血性心疾患にまぎらわしい疾患．谷口興一編，カレント内科5．虚血性心疾患，pp.206-217，金原出版，東京，1996
5) 今井千美：特発性心筋症の心電図およびベクトル心電図．肥大型心筋症とうっ血型心筋症の比較検討及び心内膜心筋生検と剖検所見との対比．東女医大誌 1980；50：1071-1094
6) Braudo M et al.：Distinctive electrocardiogram in muscular subaortic stenosis due to ventricular septal hypertrophy. Am J cardiol 1964；14：599-607
7) 横山正義，新田澄郎：胸郭異常による心電図の変化．診断と治療 1988；76：1939-1941
8) 森博愛：心電図P波の臨床．医学出版社，東京，1994
9) 森博愛：J波症候群．医学出版社，東京，2013

COLUMN

肥大型心筋症による突然死を予知できるか？

　肥大型心筋症（HCM）の急死の重要な背景がこのトレッドミル運動負荷検査によって予知されるので，下図からそのノウハウを銘記しておいていただきたい．

　通常は運動を行うと心拍数（HR）が上昇し，これに見合って血圧（BP）も上昇するものであるが，下のグラフの例では心拍数は186/分位に増加しているが，逆に血圧は減少しているのが認められる．本例では血圧が90/50mmHgになり，これは血圧の陰性相の出現と言われる．急に走り出して心拍数が上がったとたんに血圧がストンと下がり失神するのと同様の状況が推察される．

　心室壁，ことに心室中隔が極端に肥厚しているため，ふくらはぎや足の裏の筋肉がこむら帰りのように硬直する減少と似て，いわゆる stone heart の状態が引き起こされるのではないかと推察される．これを予防するためにはβ遮断薬の継続投与が有効であると思われる．

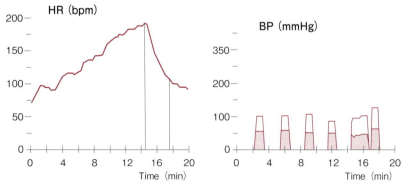

肥大型心筋症例における心拍数と血圧の関係（トレッドミル運動負荷検査）

第7章

漏斗胸

はじめに

漏斗胸，扁平胸，straight back 症候群，鳩胸，側彎症などの胸郭異常の際には，胸郭の変形に伴って心臓の位置が変化し，心電図は特異的所見を示す[1)-5)]．著者らは70,000余例の健診心電図の内，537例について精密検査を実施し，5例（0.93%）で漏斗胸などの胸郭変形例を発見した．これらの内の1例については外科に紹介して胸骨反転手術を受け，無事成功して順調に経過している[6),7)]．

1 漏斗胸とは

胸郭変形の中には漏斗胸[1)]，扁平胸[1)]，straight back 症候群[1)]，鳩胸，側彎症などがあるが[1)-3)]，これらの変化に伴って心電図の異常を起こし[3)-5)]，また胸部外科手術後（胸郭形成術，肺切除術，膿胸手術など）にも胸郭変形に伴い心臓の位置変化を起こし，心電図異常を示す例がある．

漏斗胸は日常臨床で遭遇する機会が多い前胸壁が陥凹する疾患で[1),5)]，剣状突起部に最陥凹点がある．前胸壁陥凹の程度が軽い例から手術を考慮しなければならないような重度の例まであり，心臓と肺の位置や大きさの変化によって異なった心電図変化を示す[4),5)]．

2 漏斗胸の心電図

健康診断で V_{1-3} のQSパターン，r波の増高不良（poor r wave progression），あるいは V_1 のP波の陰性化などの心電図所見をみた際には漏斗胸を疑い，身長，体重，既往歴なども参考にする必要がある[1)-3)]．心臓の左方偏位，心臓長軸周りの回転，その他の心臓電気軸偏位のために肢誘導にQ波が出現したり，$V_{1,2}$ がQR型を示すことは，漏斗胸や左側気胸でも認められる．

漏斗胸の際の心電図所見としては，不完全右脚ブロックがよく知られている[3)-5)]．これは前胸壁陥凹が右室前壁の興奮伝導を遅らせるためと思われる．P波の陰性化や二相化を認める場合があり，これらを僧帽弁疾患などの際の左房負荷と誤ってはならない．漏斗胸でみる V_1 のP波陰性化は，前胸部陥凹のために心臓の位置が左側に偏位することにより生じる[3)]．また漏斗胸では $V_{6,7}$ でのQRS波の高電圧を伴うことが多いので，これを左室肥大と誤らないように注意しなければならない．

3 健診で発見された漏斗胸6例

症例1　ST上昇を示すアスリート心に認められた漏斗胸症例．18歳，男性（高校3年生）（図7-1）

高校1年の時から心電図上ST上昇を指摘されていた．野球部員で，時々安静時に胸痛を自覚することがあった．1995年7月に近医を受診し，心電図でV_{2-4}のドーム状ST上昇を認めたため，7月27日精密検査のために信州大学病院（S病院と略記）に紹介された．

身長161 cm，体重54 kg，BMI 21，スポーツマン体格で，大胸筋が発達．軽度の漏斗胸，straight back症候群[1),2)]と診断された．胸部X線写真上心胸郭比は40%，心エコー図検査には異常がなく，胸部CT検査では左室前壁が胸壁と接する所見を認めた．また心臓核医学検査では心筋虚血を疑う所見は認めなかった．

本例の心電図の最も特徴的な所見は，胸部誘導でのQRS波の高電圧「Cornell voltage（$SV_3+RaV_L=33$ mm）；診断基準値（森補正値：≥ 23 mm）」と$V_{2,3}$のドーム状の著明なST上昇とT波終末陰性化所見であり，一見，心筋虚血を思わせる．

しかし，本例は若年齢で，何らの虚血性心疾患の危険因子が無く，このST-T所見を心筋虚血によると考え難い．このようなST-T変化の成因としては下記の2つの可能性が考えられる．

①漏斗胸による心臓圧迫による心外膜下筋層傷害
②アスリート心

①の可能性については，本例の漏斗胸は軽症に属し，心電図にこれほど著明なST上昇を起こす可能性は極めて低い．

②はST上昇をアスリート心による早期再分極の表現とみなす考え方である．本例は野球部に属し，スポーツマン体格で，大胸筋が発達しており，アスリート心に対応した体型を持っている．

アスリートに見る右側胸部誘導でのST上昇波形には図7-2に示すような2型があり，A型は欧米人に多く，B型は日本人に多いという．

表7-1は，アスリート心電図について，運動継続／競技参加の可否を決める上で参考となる心電図所見の分類である．Group 1に属する所見のみを示す場合は，運動継続，競技参加は「可」と判定されるが，Group

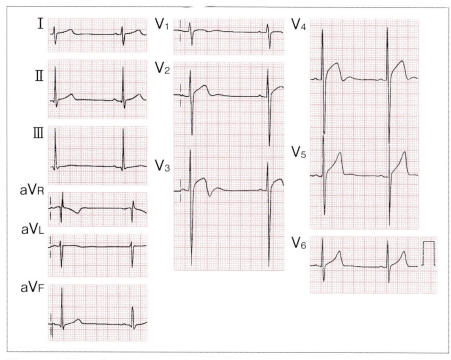

図7-1　症例1の心電図

2に属する所見を示す場合は，その所見は単に運動のみによって出現した所見ではなく，心電図変化の原因となる基礎疾患の有無について詳しく検討することが必要である．Corradoら[8]は，運動負荷心電図の表7-1による分類を指標として，アスリートが運動競技に参加して良いかどうかを判断するための流れ図を図7-3の如く示している．

本例をこれらの基準に当てはめると，家族歴，自覚症状，理学的所見に特記すべき異常がなく，心電図所見もGroup 1に属するため，運動継続，競技参加は「可」と判定される．

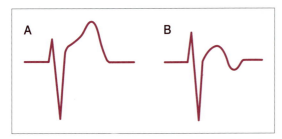

図7-2 アスリート心電図のST上昇の2型（V₁,₂）

アスリート心のST上昇には2型がある．1つの型（A）はST部が上方凹の形を示して著明に上昇し，高い陽性T波に移行する所見である．白人にはこの型が多い．他方，もう1つの型（B）は，ST部は上方凸の形を示して斜めに上昇し，その後，ST部は下行して陰性T波に移行する．我が国にはこの型が多い．

表7-1 運動家の心電図異常の分類[8]

Group 1 普遍的で，訓練に関連した心電図変化	Group 2 普遍的でなく，訓練に無関係な心電図変化
洞徐脈	陰性T波
I度房室ブロック	ST低下
不完全右脚ブロック	異常Q波
早期再分極	左房負荷
左室肥大のQRS波高電圧基準単独	左軸偏位/左脚前枝ブロック
	右軸偏位/左脚後枝ブロック
	右室肥大
	心室早期興奮
	完全左脚ブロック，完全右脚ブロック
	QT延長症候群，QT短縮症候群
	Brugada様早期再分極

（Corrado D et al : Recommendations for interpretation of 12-lead electrocardiogram in the athlete. Eur Heart J 2010 ; 31 : 243）

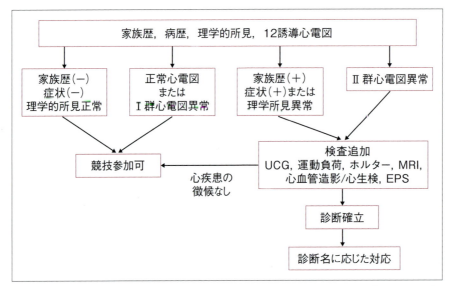

図7-3 訓練されたアスリートでの心電図判断新提案による運動参加スクリーニングのための流れ図[8]

各種専門家による athlete's heart に関する国際合同委員会合意声明（Corrado D et al : Recommendation for interpretation of 12-leads electrocardiogram in the athlete. Eur Heart J 2010 ; 31 : 243）

症例2　V₁,₂のQSパターンから発見された漏斗胸症例．53歳，男性（図7-4）

　会社の健康診断で心電図を記録し，V₁,₂のQSパターンとpoor r wave progressionを認めたため陳旧性前壁中隔梗塞が疑われた．体格はやせ型で，胸部X線写真での心胸郭比は38％，心エコー図検査で僧帽弁前尖の軽度逸脱を認めた．脂質異常症（−），心臓核医学検査ではV₁₋₃のpoor r wave progressionの原因となるような左冠動脈前下行枝（LAD）領域の心筋虚血所見は認めず，陳旧性心筋梗塞の診断は否定的で，漏斗胸に基因するpoor r wave progressionと考えられた．

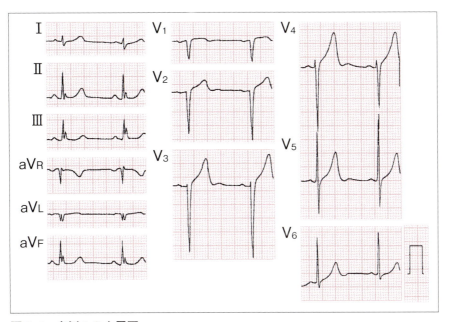

図7-4　症例2の心電図

症例3　QRS軸が不定軸を示した漏斗胸，small heart症候群症例．22歳，男性（図7-5）

　16歳の高校1年次（1991年7月）の健康診断でQRS軸の著しい右軸偏位を指摘されてS病院を受診した．心電図はQRS軸の右軸偏位のみで，他に異常がないため問題がないと診断された．

　1995年3月頃から動悸，不整脈，めまいを自覚するようになったためS病院を再受診した．胸部X線写真での心胸郭比は44％，心電図ではQRS軸は不定軸で，V₄₋₆に深いS波を認めた．1991年の心電図に比べて，Ⅱ，Ⅲ，aVFのP波の増高を認めたが，正常範囲内で著変なしと判定した．ホルター心電図検査では上室期外収縮を1日に4個認めるのみであった．なお甲状腺機能は正常で，洞頻脈であった．

　本例は体型がやせ型で，心臓が小さいことによるsmall heart症候群と診断した．

　本例では軽度の漏斗胸や扁平胸を認めたが，マルファン症候群を考えさせる体型ではなく，straight back[1),2)]も認めなかった．

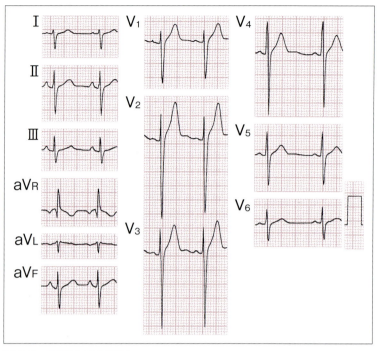

図 7-5 症例 3 の心電図

症例 4 異常 Q 波から発見された漏斗胸症例. 36 歳, 男性（図 7-6）

1993 年会社の健康診断で心電図上心筋梗塞疑いの所見を指摘され, 精査のため S 病院を受診した. 視診で漏斗胸を認め, 聴診では第 3 音を聴取した. また肺動脈弁第 2 音の固定性分裂を認めた. 胸部 X 線写真では, 心胸郭比は 52% で, 左側第 4 弓の突出を認めた. 脂質異常症（−）. 心電図ではⅢ誘導の深い Q 波, V_{1-3} の QS パターン, V_{1-4} の poor r wave progression を認めた. また心エコー図では, 左室前壁中隔領域心筋の一部に粒状の輝度上昇を認めた. 心臓核医学検査では前側壁（対角枝領域）の心筋虚血あるいは心筋障害が疑われた. 本例の心電図所見は最終的に漏斗胸による変化の可能性が高いと判断した.

症例 5 QS パターンから発見された漏斗胸症例. 38 歳, 男性（図 7-7）

会社の健康診断で心電図を記録し, 陳旧性心筋梗塞症の疑いを指摘され, 1997 年 7 月精査のため S 病院を受診した. 身長 181 cm, 体重 54 kg で, 漏斗胸を認めた. BMI は 16.5, 心音では第 1 心音の分裂を認めた. くも状指[1]（+）, 高口蓋（−）, マルファン症候群の wrist sign（−）, 近視 0.1 以下, コンタクト使用, 脂質異常症（−）, 胸部 X 線写真では心胸郭比 39%, 心電図上 $V_{1,2}$ の QS パターンと V_3 の r 波減高を認めた. 心エコー図検査, 心臓核医学検査は正常で, 心筋梗塞の所見は認めなかった. 以上から本例の心電図所見は漏斗胸に起因すると考えたが, マルファン症候群[1),2)]不全型も否定できない.

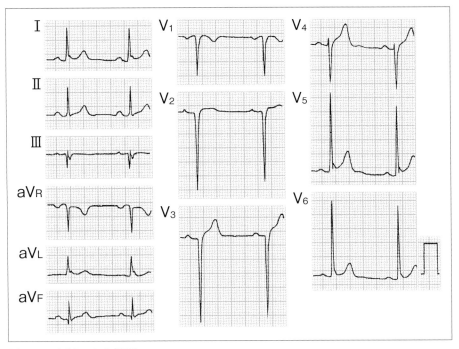

図7-6　症例4の心電図

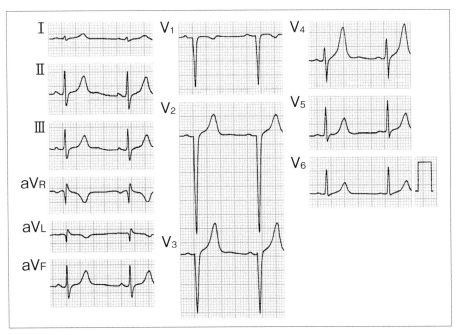

図7-7　症例5の心電図

3　健診で発見された漏斗胸6例　　75

症例6 不完全右脚ブロック，右軸偏位から発見されて外科に紹介し，手術を受けた漏斗胸症例．24歳，男性
（図 7-8, 9, 10, 11, 12）

1998年9月，会社の健康診断で記録した心電図で「不完全右脚ブロック，左房負荷（疑）」（図 7-8）と診断され，精査のため S 病院を受診した．身長 180 cm，体重 54 kg，BMI 16.7．やせ型体格で，著しい漏斗胸を認めた（図 7-9）．

図 7-10 に胸部 X 線写真の正面像，図 7-11 に側面像を示す．心胸郭比は 49% で，側面像で著明な漏斗胸を認めた．

本例はマルファン症候群を思わせる体型[1)2)]を示し，聴診で S_1 の幅広い分裂と胸骨左縁での拡張早期雑音を認めた．

心電図所見としては，QRS 軸の右軸偏位（＋100度）と不完全右脚ブロック所見を認めた．心エコー図では軽度の僧帽弁逸脱，僧帽弁閉鎖不全（1/3度），右室拡大を認めた．胸部 CT 検査では，心臓は左側に圧排されていた（図 7-12）．本例は東京女子医科大学（横山正義教授）に紹介し，胸骨反転術を受けた．

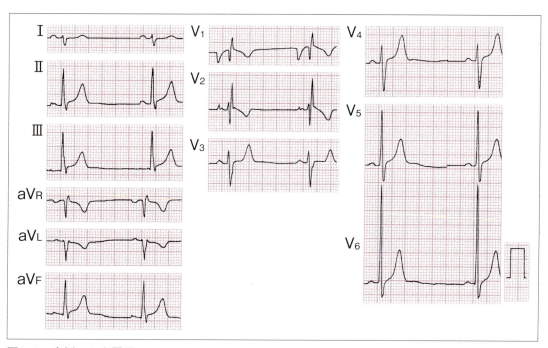

図 7-8　症例 6 の心電図

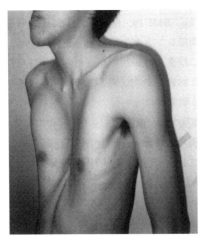

図 7-9 症例 6 の胸部写真
健診心電図異常から発見された漏斗胸症例

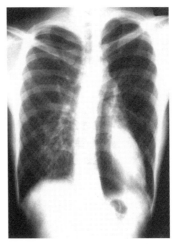

図 7-10 症例 6 の胸部 X 線写真（正面像）

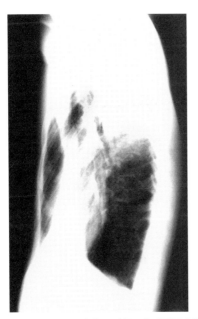

図 7-11 症例 6 の胸部 X 線写真（側面像）

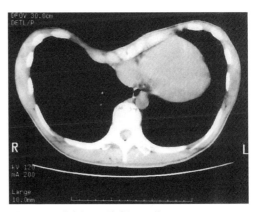

図 7-12 症例 6 の胸部 CT 像

4 提示6症例について

提示した6例中 $V_{1,2}$ 誘導における QS パターンは3例(3/6例), 右脚ブロック＋右軸偏位は1例(1/6例), ST 上昇は1例(1/6例), 不定 QRS 軸は1例(1/6例)で, $V_{1,2}$ 誘導における QS パターンが特に多く認められた. 従って, 虚血性心疾患との鑑別が重要である.

著者ら[6]は, 健康診断で心電図異常を発見し, 精密検査を行った537例中5例(0.93%)に漏斗胸を認めた. これらの例の心電図所見の内訳は, 異常 Q 波1例, ST 上昇1例, 心室内伝導障害1例, 右軸偏位1例, 左軸偏位1例であった. これらの中で手術のために外科に紹介した高度の漏斗胸は1例で, 他は軽症例であった. 健診心電図の判読の際に, 通常の心室負荷や心房負荷では説明できない心電図変化を認めた際には, 胸郭変形による心臓の位置異常を考慮することが大切である.

5 心電図判読の際に留意すべき3項目

心電図の QS パターンが自動診断で「心筋梗塞の疑い」と判定され, 不適切な生活指導を受けている例にしばしば遭遇する. このようなことがないようにするためには, ①受診者の医療情報の中に, 身長, 体重, 血圧値などに加えて漏斗胸などの体型異常(胸郭変形など)の有無について記載をすること, ②QS パターンを起こす心筋梗塞以外の諸原因についても考慮すること[9], ③健診心電図読み方の基本に関心を持つ医師であること[10)-12)], の3項目が重要である.

要約

健診心電図判定の際に異常 P 波, 異常軸偏位, 心筋梗塞を疑わせる QS パターン, poor r wave progression, ST 部の非特異的上昇所見などを認め, 要精検として精密検査受診を促すべきかどうか迷うことが多い. またその例が高齢者か若年者かにより状況判断が異なる.

著者らが経験した70,000余例の健診心電図症例の内, 537例で精検を行い, 6例(1.1%)に漏斗胸やその関連異常が発見された.

本章ではこれらの各例について解説した. その内, 漏斗胸が重度であった24歳, 男性例(症例6)では専門医に紹介し, 胸骨反転手術が実施された. 心電図検診時の臨床情報として, 漏斗胸などの胸郭変形の有無の記載は大切なことである.

文献

1) 関口守衛：目で診る心臓病〔Ⅰ〕. 診断と治療 2000；88：1393-1399
2) 関口守衛ら：目で診る心臓病〔Ⅱ〕. 診断と治療 2000；88：1759-1765
3) 宮尾益英ら：胸郭脊椎異常による心疾患. 大国真彦・他(編), 循環器病診療講座第2巻, pp.278-293, 金原出版, 東京, 1976
4) Yokoyama M et al：Electrocardiograms in patients with pectus excavatum. Bulletin of the Heart Institute Japan 1982；22：85-89
5) 横山正義ら：胸郭異常による心電図の変化. 診断と治療 1988；76：1939-1941
6) 北島 敦ら：心臓検診における心臓精密検査例の臨床的・病理学的分析. 信州医誌 2000；48：105-120
7) 北島 敦ら：成人検診70,524例のコンピューター診断例と16,153例の専門医判定例における心電図異常所見の比較検討. Therap Rcs. 1999；20：347-350
8) Corrado D et al：Recommendations for interpretation of 12-lead electrocardiogram in the athlete. Eur Heart J 2010；31：243
9) 北島 敦ら：健診で発見された異常 Q 波精査3症例. 診断と治療 2003；91：2155-2161
10) 北島 敦ら：健診心電図異常から心疾患を診断する〔Ⅰ〕. 診断と治療 2003；91：1099-1105
11) 北島 敦ら：健診心電図異常から心疾患を診断する〔Ⅱ〕. 診断と治療 2003；91：1279-1285
12) 北島 敦ら：健診心電図異常から心疾患を診断する〔Ⅲ〕. 診断と治療 2003；91：1451-1457

COLUMN

straight back 症候群

　straight back 症候群は，1960 年，Rawlings により初めて記載された．本症候群それ自体は著しい循環障害を起こすこともなく，通常治療の必要がないが，心房中隔欠損症，肺動脈狭窄症，特発性肺動脈拡張症などに類例した臨床病像を示したり，心電図異常を示す場合があり，器質的心疾患と誤るおそれがある(pseudo-heart disease)．胸椎の生理的後弯が消失し，胸郭前後径が短縮し，心臓および大血管が前胸壁と脊柱との間に圧迫されて種々の臨床所見を示す状態を straight back 症候群と呼ぶ．胸椎の 8 番の前縁が胸椎の 4 と 12 を結んだ線の 1.2cm 以内を straight back 症候群と定義する．漏斗胸，扁平胸を合併する場合もある．

　心電図では V_1 で不完全右脚ブロック型を示し，V_1 の陰性 T 波を認める．V_1 の P 波は陰転(心臓の左方偏位による)している[1]．

　一般に自覚症状に乏しいが，心雑音を生じるほか僧帽弁逸脱を伴う場合が多く，このような例では胸痛，心悸亢進，息切れなどを訴える場合がある．高度の胸郭変形を伴うと拘束性肺機能障害による労作時呼吸困難を起こす場合がある．

1) 横山正義，新田澄郎：胸郭異常による心電図の変化．診断と治療 1988；76：1939-1941

第8章 房室ブロック

はじめに

心房から心室への興奮伝導が遅延あるいは途絶した状態を房室ブロックという[1,2]. 房室ブロックは房室伝導障害の程度によりⅠ〜Ⅲ度に分類する.

Ⅰ度は房室伝導時間の延長, Ⅱ度は伝導が間欠的に途絶する不完全ブロック, Ⅲ度は心房と心室の興奮伝導が完全に途絶され, 伝導が全く行われない完全ブロックである. これらの内, Ⅱ度は第Ⅰ型(Wenckebach型)と第Ⅱ型(MobitzⅡ型)に分かれる.

重症度は完全ブロックが最も高い. Ⅰ度及びⅡ度(Wenckebach型)では心臓に器質的疾患のない例もあるが, Ⅱ度(MobitzⅡ型, 2:1房室ブロック), 高度房室ブロックは器質的変化によるものが多い[1-13]. 高度房室ブロック(advanced A-V block)とは, 2個以上のP波の心室への伝導が連続してブロックする場合をいう.

1 定義と分類

房室ブロックには, 伝導系の発生異常などによる先天性のものと後天性のものとがあり, 後天性ブロックには急性型と慢性型とがある[1,2]. ヒス束電位図は伝導障害部位の推定に有用である. それによると心房興奮が心室に達するまでの時間(房室伝導時間)は, 心房脱分極の開始から房室結節の興奮までの時間(AH時間)と, 興奮がヒス束から心室に達するまでの時間(HV時間)に大別される.

2 病因

急性房室ブロックの代表的な基礎疾患は心筋炎である[2,3]. その原因としては, ウイルス性[3]のものが多いが, 好酸球性心筋炎[4]や特発性心筋炎に起因する例もある. 以前はリウマチ性心筋炎によるものが最も多かったが, 最近は少ない.

慢性後天性房室ブロックの成因としては, サルコイドーシス[4], ヘモクロマトーシス, アミロイドーシス, 膠原病(全身性エリテマトーデス, 皮膚筋炎, 強皮症など)などに合併する例や, 稀に心臓腫瘍に起因する例があり, 特発性の他に冠状動脈硬化症[7]や大動脈疾患に伴う例も多い[1,2].

中年女性の房室ブロックの原因としては心サルコイドーシス[5,6]が重要である. 刺激伝導系への病変の浸潤によって完全房室ブロックを起こし, ペースメーカ植込みの適応となる. 完全右脚ブロック+左軸偏位, 心室内伝導障害, 心室期外収縮, 心室頻拍などがある場合は, 常に心サルコイドーシスを念頭に置く必要がある. Yoshidaら[4]は, 高度房室ブロックによるペースメーカ植込み予定例全例(n=89)に心臓カテーテル検査, 心生検などの精密検査を行い, 10例(11.2%)で心サルコイドーシスを認めている. これを中高年以上の女性(n=25)に限ると, 8例(32%)に心サルコイドーシスを認めたことになる[6]. 心サルコイドーシスによる完全房室ブロックの治療には, ペースメーカ植込みのみでは不完全で, 心筋病変の進展予防のためにステロイド治療の併用[5]が必要である.

3　Ⅰ度房室ブロック

Ⅰ度房室ブロックでは，PR間隔が0.21秒以上(小児では0.18秒以上)に延長する．健診例では若年者，スポーツマンなどで房室結節内の刺激伝導時間が遅延する例があるが，これは迷走神経緊張増加によるもので予後は良い．

Ⅰ度房室ブロックは，急性リウマチ熱，急性心筋炎，虚血性心疾患，ジギタリス投与例(ジギタリス効果)などの際に認める．PR間隔延長を起こすその他の薬剤としては，キニジンなどの抗不整脈薬，β遮断薬，一部のカルシウム拮抗薬などがある．従ってPR間隔延長例をみた際には，詳細な病歴や薬歴聴取が必要である．また，心内膜床欠損(endocardial cushon defect, ECD)の際には，Ⅰ度房室ブロックが出現し易い．

4　Ⅱ度房室ブロック

Ⅱ度房室ブロックにはWenckebach型(MobitzⅠ型)とMobitzⅡ型があり，前者が大半を占めるが，その成因は房室結節内ブロックによる．Wenckebach型ではPR間隔が徐々に延長し，ついに心室群が脱落する(図8-1)．その成因としては，迷走神経緊張亢進による例が多い．若年者で，明け方にみることが多く，"明け方ブロック"と呼ばれる場合もある．また急性下壁梗塞での出現率が高いが，徐脈による症状や血行動態の悪化がない限り，一時的ペーシングの必要はない．本所見はジギタリス中毒の際にも多く認める．

Wenckebach型房室ブロックは，薬剤起因でない場合は高度房室ブロックへの移行は少なく，MobitzⅡ型よりは予後良好である．Wenckebach型房室ブロックは，著者らの健診例16,153例中2例(0.01%)に認められた[8),9)]．一般的にスポーツマンに多い[2)]．

MobitzⅡ型房室ブロックは，Wenckebach型に比べると頻度が少ない．MobitzⅡ型では，PR間隔は一定で，突然に心室群が脱落する．この場合はヒス束下ブロックや3枝ブロックの際に起こる．障害部位はヒス束遠位部障害による例が多く(infrahissian block)，Adams-Stokes発作や完全房室ブロックに移行することがあるので厳重な経過観察が必要である．また，しばしば心臓ペーシングが必要になる．著者ら[8),9)]の健診例では1例(0.006%)のみに認められたが，循環器専門病院へ紹介し精密検査を受けることが必要である．

心電図自動診断でのⅡ度房室ブロックの診断精度は70～80%位で，Wenckebach型をMobitzⅡ型と誤診することがあるため注意を要する．

房室伝導比が2:1を示す場合，Ⅰ型とⅡ型の鑑別ができないため，2:1房室ブロックと呼ぶ．

5　高度房室ブロック

2個以上のP波が連続して心室に伝達されない(QRS波を伴っていない)場合で，3:1房室ブロックや4:1房室ブロックなどがある．一過性のものでなければ，ペースメーカ植込みの適応となるため「要精検」扱いとする．

6　Ⅲ度房室ブロック

Ⅲ度房室ブロック(完全房室ブロック)では，常にP波の数が心室群よりも多いのが特徴である．房室伝導が完全にブロックし，PP間隔やRR間隔は一定であるが，PR間隔は不規則となる．

基礎疾患としてはLev病[10),11)]，Lenégre病[12),13)]，二次性心筋症(心サルコイドーシス[5),6)]，ヘモクロマトーシス，筋ジストロフィーなど)，外傷，先天性心疾患(修正大血管転位[9)])などがある[1),2)]．Lev病は左側心臓骨格硬化症とも呼ばれ，加齢による中心線維体の石灰化，線維化を特徴とし，高齢者に認められる．他方，Lenégre病は両脚の線維性置換により房室伝導が途絶することにより生じ，比較的若年者に認めるが，補充収縮，補充調律の出現が不安定で，急死の可能性があり，予後不良である．

急性下壁梗塞に伴うⅢ度房室ブロックは心臓ペーシングが必要である．

高齢者のⅢ度房室ブロックで，めまい，失神，意識消失，心不全などの症状がある場合は，ペースメーカ埋込みの適応がある．

7 健診で発見された房室ブロック5例

症例1　Ⅰ度房室ブロックを示した16歳, 男子（高校1年生）（図8-1）

学校健診でⅠ度房室ブロックを指摘され, S病院を受診した. 理学的所見に異常はなかったが, 家族歴で母に発作性上室頻拍＋冠攣縮性狭心症があり, 3歳年下の弟に不定胸痛と下部心房調律を認め, 家族発症の上室不整脈・伝導障害症候群が疑われた.

ホルター心電図では, Wenckebach型房室ブロックの出没と心室期外収縮の散発を認めた. 心エコー図検査には異常がなかったが, トレッドミル運動負荷試験の直前にそれまであったⅠ度房室ブロック所見が消失し, 運動負荷試験にも異常を認めなかった.

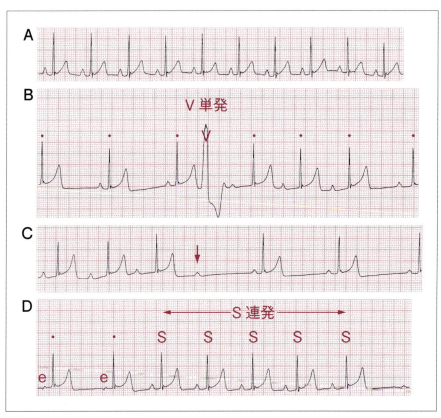

図8-1　症例1のホルター心電図
A：2001年8月21日15時42分. 健診で指摘されたⅠ度房室ブロック所見は認められない.
B：22日0時53分. 4拍目の心室期外収縮の後のPR間隔は延長（0.36秒）している.
C：22日04時25分. 夜間, 早朝には副交感神経緊張が優位になるため, Wenckebach型房室ブロックが出現している（矢印はblocked P wave）.
D：22日08時15分. 最初の2心拍（e印）は房室接合部性補充収縮である. 第3～7心拍は68/分の洞調律で, PR間隔は漸次延長している.

症例2 2：1房室ブロック例に心生検を行い，心筋症の所見を認めた例．44歳，男性（図8-2）

1990年，健診でWenckebach型房室ブロックを指摘されたが放置していた．1992年の健診でもWenckebach型および2：1房室ブロックを指摘され，精査のためにK病院に入院した．父と兄弟がペースメーカ植込みを受けている．

心電図ではPR間隔延長（0.23秒）と2：1房室ブロックを認めた（図A）．胸部X線像での心胸郭比は45%で，心エコー図検査には異常を認めなかった．ホルター心電図では3：1房室ブロックを認めた．心臓電気生理学的検査（EPS）は正常範囲内の所見であった．

右室心生検では，心筋の退行性変化，ことに線維化が目立ち，刺激伝導系の変化ではない伝導障害型心筋症（房室ブロック型）[14]が考えられた（図B）．

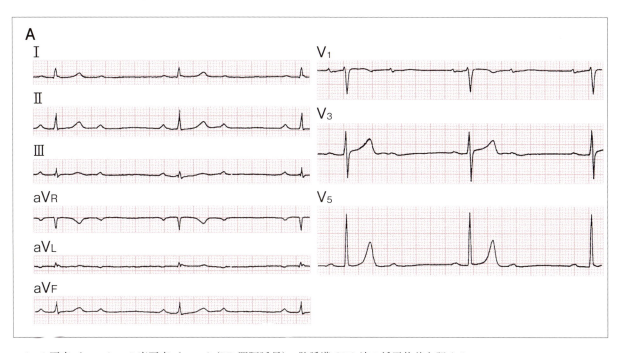

2：1房室ブロック，I度房室ブロック（PR間隔延長），肢誘導QRS波の低電位差を認める．

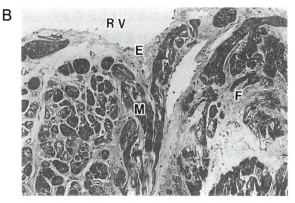

心筋細胞（M）の配列の乱れや断裂と共に，心筋間質の線維化（2+）を認め，刺激伝導系に限らない心筋全般にわたる病変の存在（心筋症）を疑わせた．
RV：右室内腔，E：心内膜，F：線維化

図8-2 症例2の心電図（A）と右室心生検像（B）（カラー図口絵参照）

症例3　2：1房室ブロック＋左脚ブロック例の心筋病変．58歳，男性（図8-3）

1995年，健診で房室ブロックを指摘されてK病院を受診した．自覚症状なく，理学的所見は正常．

心電図は完全左脚ブロック所見を示し，胸部誘導で2：1房室ブロック所見を認めた(**図A**)．

胸部X線像では心胸郭比45.5%，心エコー図検査には異常なく，ホルター心電図では一時的に出現する2：1房室ブロック所見を認めた．

電気生理学的検査(EPS)では，AH時間は165 msec（正常50〜120）と，HV時間は85 msec（正常25〜55）で，共に延長を認めた．洞結節回復時間，洞房伝導時間は正常範囲内にあった．右室心生検では，主病変は心筋細胞の軽度肥大所見で，血管周囲の線維化病変がやや目立った(**図B**)．

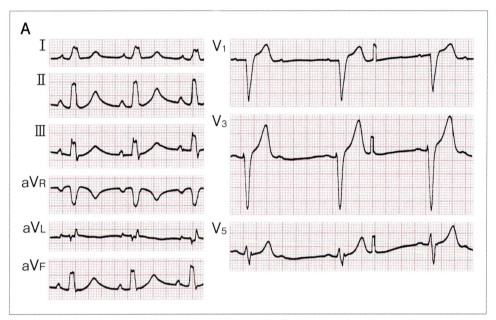

$V_{1,3,5}$は1/2の感度で記録されている．肢誘導記録時には正常洞調律であるが，胸部誘導記録時には2：1房室ブロックで，心室群波形は左脚ブロック型を示している．

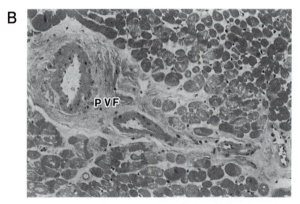

心筋細胞の肥大は軽度(＋)で，血管周辺の線維化(perivascular fibrosis, PVF)がやや目立つ．

図8-3　症例3の心電図(A)と右室心生検像(HE染色)(B)（カラー図口絵参照）

症例 4　高度房室ブロックを示しペースメーカ治療を行った例．80歳，男性（図 8-4）

　一過性脳虚血発作（transient ischemic attack, TIA）ないし脳梗塞疑いとして他医で治療を受けていたが，心電図でⅡ度房室ブロックを指摘され，精査を希望してS病院を受診した．数カ月前から倦怠感とめまいの出没を感じている．心電図はMobitz Ⅱ型房室ブロックを示し，ホルター心電図ではⅡ度からⅢ度房室ブロックへの進展を認めた．その後，S病院でDDDペースメーカ植込みを受け，症状も軽快して快適な生活を送っている．

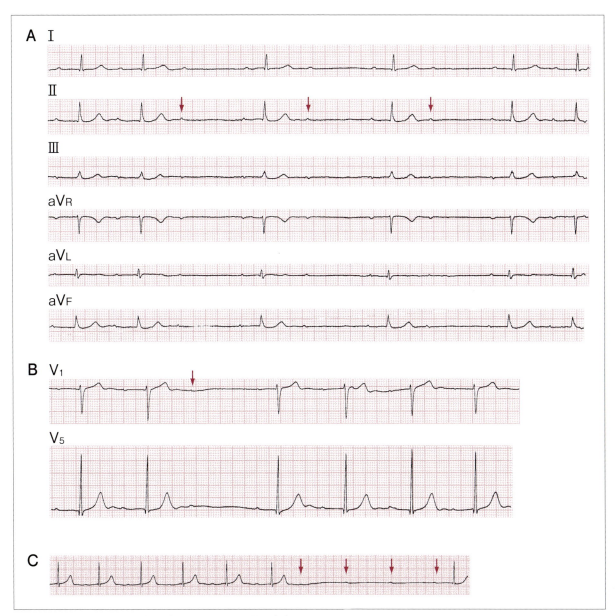

図 8-4　症例 4 の心電図（A, B）とホルター心電図（C）
　図A，BではPR間隔延長（0.36秒），心室収縮脱落（矢印）を認める．図Cのホルター心電図では，連続的な心室収縮脱落を認める．

症例5　完全房室ブロックを示す無症状例で修正大血管転位を診断．47歳，男性（図8-5）

生来健康で，これまで健診で異常を指摘されたことはない．運動は健常人と同じくらいでき，運動時に身体不調を感じたこともない．1991年4月の会社の健診で初めて心電図検査を受け，Ⅲ度房室ブロックを指摘された（図A）．同年6月，S病院を受診して心エコー図検査を受け，右室と左室の転換，大動脈と肺動脈の転換を認め，修正大血管転位（corrected transposition of the great arteries, C-TGA）と診断された．

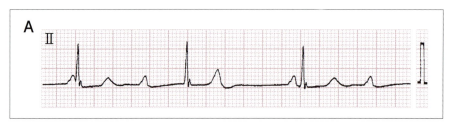

このような完全房室ブロック所見を認めたのは約70,000例の健診例の中で本例のみであった（0.0014%）[9]．

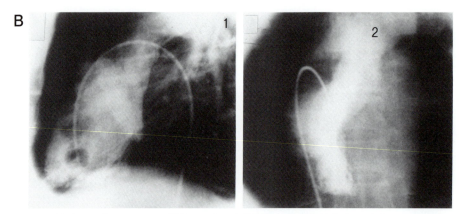

心カテーテル検査で心内シャントの所見はなく，造影所見では機能的右室は平滑で，解剖学的には左室の形態を示し（B1），機能的左室は肉柱が粗大で，解剖学的には右室形態を示し（B2），修正大血管転位と診断した．失神発作などはないため，経過観察中である．

図8-5　症例5の心電図（A）と心血管造影検査（B）

8 説明図を用いた不整脈・伝導障害の患者指導

最近ペースメーカ治療が進歩し，装着するペースメーカの種類や機能，適応の有無などの説明が複雑になっているため，関口は図8-6に示すような，不整脈・伝導障害のメカニズムを示すシェーマを作成して患者への病状説明に広く利用した[15]．

9 考察

▶症例1は，Ⅰ度房室ブロックの成因について問題を提起する例である．母と弟に上室不整脈があり，著者らが提唱する不整脈伝導障害型心筋症（electric disturbance type of cardiomyopathy, ECM）[14]に該当する例である可能性も考えられる．一般的にはⅠ度房室ブロックは軽視され，あまり重要視されないが，ホルター心電図を記録すると潜在的な心疾患を発見し得る

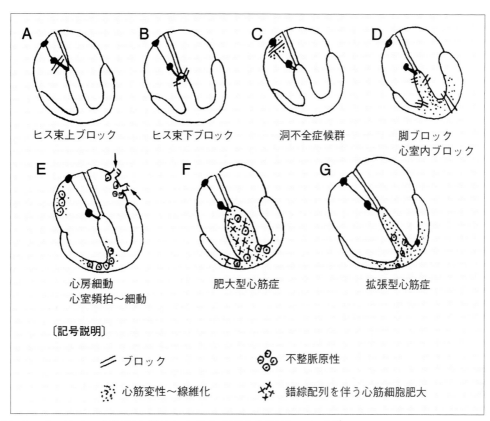

図 8-6 ペースメーカ治療の対象となる心疾患の分類(関口原図)[15]
　関口は，ペースメーカ友の会(約3,900名)の機関誌に，患者自身が「自分はどのタイプの心臓病でペースメーカが入れられているのか？」を担当医師のもとで確認するための説明図を発表した．この図ではVVI，AAI，DDD，AICDペースメーカ植込みの目的と手順が分かるように図式化されている．

ことがある．また注意深い問診も必要である[9]．
▶**症例2**の心生検所見は心筋炎後変化と考えられないこともないが，間質線維化は有意な病変である．父と兄弟がペースメーカ植込みを行っており，心筋炎後変化よりも家族性の不整脈伝導障害型心筋症[14]を考えたい．
▶**症例3**は完全左脚ブロック型の不完全房室ブロックを示した例である．不完全房室ブロックの出現前から左脚ブロックがあったかどうかは不明であるが，本例はヒス束下ブロック例と考えられる(図8-6B)．右室心生検では，心筋自体に著変を認めなかったが，血管周囲線維化所見があり，左右両脚の器質的障害を考慮する必要がある．また，心筋疾患を鑑別することも必要で，心臓核医学検査が陽性なら心筋症を考える．
▶**症例4**は，Ⅰ度からⅡ度房室ブロックへの進行，narrow QRSのMobitzⅡ型房室ブロック[2]から完全房室ブロックへの進展を認め，Adams-Stokes発作は出現していないが，ペースメーカ装着により危機を脱したと考えられ，Lev病[10),11)]である可能性が高い．
▶**症例5**は無症状で成人に達し，健康診断でⅢ度房室ブロックを指摘され，精密検査で修正大血管転位が発見された例である[9]．修正大血管転位は，全先天性心疾患の0.6～1.4%に認められるが，生命予後は一般的に不良とされている[16),17)]．本症の大多数は他の心内奇形を合併し，平均寿命は8～11歳で，20歳以上の生存例は10%に過ぎない[18]．合併心奇形を伴わない例は非常に稀で，修正大血管転位全例の10%程度に過ぎない[19]．本例では右心機能や三尖弁閉鎖不全の定期的な重症度評価が，適切な手術時期と予後評価に重要である．他の心合併奇形がなく，安定した経過を示しているため，年1度，専門医を受診し，ペースメーカ植込み時期を考えながら経過を観察することにした．心内奇形を合併しない成人の修正大血管転位は非常に稀で，長期生存例も少なく，内科領域では非常に

貴重な例である.

要約

房室ブロックは健診自験例16,153例中104例(0.6%)に認めた.

本章では,その内の5例を提示して解説した.
- Wenckebach型房室ブロック例(16歳,男子)
- 心生検を行い,その病変を検討した2例(44歳,男性 58歳,男性)
- ペースメーカを装着したⅡ～Ⅲ度房室ブロック例(80歳,男性)
- Ⅲ度房室ブロックを契機に発見した修正大血管転移例(47歳,男性)

文献

1) 井上 博(編):不整脈を読み解く.文光堂,東京,2000
2) Chou TC:Electrocardiography in Clinical Practice. Grune and Stratton, New York, 1991
3) 関口守衛ら:継続的心筋生検の経験からみた急性特発性心筋炎およびその治療経過の病理組織診断法の開発.Therap Res. 2001;22:452-460
4) 関口守衛ら:HES(hypereosinophilic syndrome)と心筋障害.血液・腫瘍科 1997;34:121-129
5) 矢崎善一ら:サルコイドーシスの心病変.医学のあゆみ 1996;178:46-50
6) Yoshida Y et al.:Incidence of cardiac sarcoidosis in Japanese patients with high-degree atrioventricular block. Am Heart J 1997;134:382-386
7) 関口守衛ら:病歴と心電図による虚血性心疾患の鑑別診断法.診断と治療 1996;84:2341-2347
8) 北島 敦ら:成人検診70,524例のコンピューター診断例と16,153例の専門医判定例における心電図異常所見の比較検討.Therap Res. 1999;20:347-350
9) 北島 敦:心臓検診における心臓精密検査例の臨床的・病理学的分析.信州医誌 2000;48:105-120
10) 岡田了三:Lev病.別冊 日本臨牀 循環器症候群Ⅳ,pp.515-518,日本臨牀社 大阪,1996
11) Lev M:The pathology of complete atrioventricular block. Cardiovasc Dis 1964;6:317-326
12) 鈴木宏昌ら:Lenégre病.別冊 日本臨牀 循環器症候群Ⅵ,pp.512-514,日本臨牀社 大阪,1996
13) Lenégre J:Etiology of bilateral bundle branch block in relation to complete heart block. Prog Cardiovasc Dis 1964;6:409-444
14) 関口守衛ら:不整脈,伝導障害を主徴とする心筋症(ECM)の提唱.日本臨牀 1991;49:71-80
15) 関口守衛:心臓ペースメーカー装着をした患者さんへの専門医からの解説.かていてる(日本心臓ペースメーカー友の会機関紙)2003;7:19-21
16) Friedberg DZ, Nadas A:Clincal profile of patients with congenital corrected transposition of the great arteries. A study of 60 cases. New Eng J Med 1970;282:1053-1059
17) 石川自然ら:他の心内奇形を伴わない修正大血管転換症.東女医大誌 1974;44:932-941
18) 小南重人ら:右側大動脈弓を合併した老年者修正大血管転換症の1例.心臓 1990;22:1174-1179
19) 岡村健二ら:有意な心内外奇形を伴わない修正大血管転換症.呼と循 1972;20:71-79

心サルコイドーシスの心電図所見

　心サルコイドーシスは40歳から60歳の中年女性に圧倒的に多いことが注目に値する．
　心電図ではさまざまな程度の伝導障害や心室不整脈が認められる．頻度の高い心電図所見としては完全右脚ブロック（左軸偏位を伴うことが多い），完全房室ブロック，心室期外収縮の頻発などがある．
　心室中隔に浸潤した病変がヒス束以下の刺激伝導系を侵すと完全右脚ブロック＋左脚前枝ブロック，Ⅱ度およびⅢ度房室ブロックを認める．さらに心室自由壁まで病変が浸潤すると，心室期外収縮の頻発，心室頻拍といった心室不整脈が出現する．持続性心室頻拍を示す症例も多く，突然死の原因となり得る．また，異常Q波を認め，心筋梗塞と紛らわしい心電図変化を示す症例も存在する．
　両脚ブロック（完全右脚ブロック＋左脚前枝ブロック）は将来完全房室ブロックへの移行例が多く，予後的にも注意を要する病態である．
　矢崎ら[1]は拡張型心筋症様病態を示した心サルコイドーシスを拡張型心筋症症例と比較したところ前者で完全房室ブロックの頻度が57％と極端に高率であったと報告している．

1) 矢崎善一，関口守衛：心サルコイドーシス重症化の要因と心不全治療の問題点．サルコイドーシス/肉芽腫性疾患 1999；19：17-25

第9章

左室肥大

はじめに

左室肥大(left ventricular hypertrophy, LVH)は心電図診断(表9-1, 2)の中でしばしば認める所見で,健診心電図の中で重要な位置を占めている[1)-3)]. 最近の自動診断では,左室肥大の心電図に関連して「左室肥大」,「左室肥大疑い」,「左室肥大を否定し得ず」,「高電位差」,「ST-T変化を伴う左室肥大」など,種々の診断名が打ち出される[1)-3)]. 単なる「左室肥大」よりも「ST-T変化を伴う左室肥大」の方が心筋障害の程度が強い. 心電図で左室肥大と診断する際には,受診者の年齢・性,簡単な病歴,血圧,身長,体重などの基本的情報の記載が必要で,ことに高血圧の有無の記載は不可欠である.

1 左室肥大心電図の特徴

左室肥大心電図の特徴的所見は以下の4項目である[4)].

(1) 肥大心室側誘導でのQRS波の高電位
(2) QRS間隔の延長,肥大心室側誘導での心室興奮時間の遅延
(3) QRS波形の変化
(4) ST-T変化

左室肥大の際には左室起電力が優位になり,増大した心起電力は強く左室側に偏位し,左室対応誘導($V_{5,6}$, I, aV_L)でQRS波の高電位を示す. 他方,右室肥大の際には,右室起電力増大のためにQRSベクトルは右方に向かい,肢誘導のQRS軸は右軸偏位ないしその傾向を示し,$V_{1,2}$でR波の振幅が増大する.

また,心室肥大の結果,心室壁の厚さが増し,心内膜側から心外膜側への興奮到達が遅延する. そのために左室対応誘導では心室興奮時間(ventricular activation time, VAT)が遅延する. 心室興奮時間の測定は,QRS波の起始部からR波頂点までの時間を測る. 正常者の$V_{5,6}$での心室興奮時間は0.04秒未満であるが,左室肥大例では0.04〜0.06秒に延長する. 興奮伝導遅延の結果,QRS波終末部で対応する打ち消し起電力がなくなるため,左室肥大の際には,QRSベクトルの左後方への増大が著明になり,心臓長軸周りの時計方向回転が起こる. またQRS軸は左軸偏位を示す例が多く,左室側誘導で陰性U波を見ることも多い. 左室肥大があると左室心筋コンプライアンスが低下し,左房から左室への血液流入抵抗が増大して左房負荷所見を伴うこともある[4),5)].

心肥大とは,心筋肥大による心重量の増加(心房・心室壁の肥厚,重量増加状態)を言う. 左室肥大には,肥大を主とする求心性肥大,拡張を主とする遠心性肥大があり,左室が肥大すると再分極の様式も変化するため,ST部およびT波が変化する. 心室内圧の上昇(圧負荷)は,高血圧,大動脈弁狭窄症,大動脈縮窄,肥大型心筋症;心室容量の増大(容量負荷)は僧帽弁閉鎖不全症,大動脈弁閉鎖不全症,心室中隔欠損症,動脈管開存症などの際にみる.

圧負荷(収縮期負荷)時のST-T変化の特徴は,ストレインパターン(strain pattern)で,ST部分は丸みを示して(上方に凸)右下がりに下降し,T波は陰性化する. このような所見はI, aV_L, $V_{5,6}$にしばしば認める. また心室中隔ベクトルである$V_{5,6}$のq波の振幅低下を認める. 容量負荷(拡張期負荷)の際には$V_{5,6}$のq波が深くなり,左右対称的な尖ったT波(高い陽性T波)を示す.

上記の血行動態的負荷様式の相違による心電図所見の特徴は,典型例での所見であり,実際の臨床では収縮期性負荷と拡張期性負荷が混在するため,心電図所見も変調を受け,心電図波形から血行動態的負荷様式を診断出来ない場合が多い.

2 心電図診断基準

左室肥大の心電図診断基準としては Sokolow, Lyon の基準(1941)が古くから用いられている[6)-8)]. Sokolow の基準には多くの項目が含まれているが, それらの中で現在広く用いられているのは, $SV_1+RV_5 \geq 35$ mm, または $RV_6 \geq 26$ mm などの電圧基準(voltage criteria)である. しかし, この基準値をそのままの形で日本人に用いた場合は, 偽陽性が多いことが指摘され, 森ら(1961)は日本人正常心電図の計測値に基づいて作成した補正値を用いることを推奨している(表9-1). この補正基準値では $RV_5+SV_1 \geq 40$ mm の場合に左室肥大と診断するが, 30歳以下の若年男性では 50 mm 以上とした方が偽陽性率が低い[5)]. なお Romhilt, Estes によるポイントスコア法(1968)もよく用いられている(表9-2).

最近, Cornell 大学研究グループが, 左室肥大心電

表9-1 心電図による左室肥大診断基準(Sokolow-Lyon 電圧基準)

基準項目	原値(mV)	補正値(mV)
1) $RV_{5(6)}+SV_1$	≥ 3.5	≥ 4.0(30歳以下では5.0)
2) R_1+S_3	≥ 2.5	≥ 2.0
3) RV_5	≥ 2.6	≥ 3.0
4) RV_6	≥ 2.6	≥ 2.3
5) RaV_L	≥ 1.1	≥ 1.1
6) RaV_F	≥ 2.0	≥ 2.2

何れか1項目を満たせば陽性とする. 通常は 1), 2) のみを用いる.
(森 博愛, 村上 曉, 川真田 恭平:左室肥大の心電図診断基準. 臨牀と研究 1961;38:570)

表9-2 ポイントスコア法による左室肥大診断基準

心電図所見	点数
1. QRS 波の振幅(下記の何れかあれば陽性) 　①肢誘導の最大 R 波または S 波 ≥ 20 mm 　②SV_1 または $SV_2 \geq 30$ mm 　③RV_5 または $RV_6 \geq 30$ mm	3
2. 典型的な左室肥大 strain 型の ST-T 変化 　　ジギタリス非使用時 　　ジギタリス使用時	3 1
3. 左室負荷所見	3
4. -30 度以上の左軸偏位	2
5. QRS 間隔 ≥ 0.09 秒	1
6. V_5 あるいは V_6 の心室興奮時間 ≥ 0.05 秒	1
総計5点以上あれば左室肥大確実, 4点では疑いとする.	

(Romhilt DW, Estes Jr EH:A point-score system for the ECG diagnosis of left ventricular hypertrophy. Am Heart J 1968;75:752)

図を示す高血圧例を対象として行った降圧薬(アンジオテンシン受容体拮抗薬,ロサルタン)の有効性を検証した大規模研究(Losartan Intervention for Endpoint Reduction in Hypertension, LIFE 研究)で用いた左室肥大心電図診断基準である Cornell voltage(コルネル電圧基準)および Cornell product(コルネル積基準)が注目され,広く用いられるようになった.

しかし,Cornel voltage および Cornel product の原値を日本人に適応した場合,陽性率が著しく低いため,森は日本人正常例の計測値の 95～98 percentile 値を用いる補正値を用いることを提案している.

表 9-3 に Cornel voltage の原値および補正値,表 9-4 に Cornel product の原値および補正値を示す.

QRS 間隔の測定は測定誤差が入り易く,かつ計算がやや煩雑なため,Cornell product よりも Cornell voltage の方が臨床では使い易い.なお QRS 間隔を用いる際には,自動計測値を用いるのが便利である.

表 9-3　Cornell voltage の原値および補正値(mV)

	男性	女性
原値	>2.8	>2.0
補正値	≧2.3	≧1.6

(森 博愛:日本臨床生理誌 2011;41(3):95-104)

表 9-4　Cornell product の原値および補正値(mm·msec)

			基準値(mm·msec)
原値	男性	Cornell voltage × QRS 間隔	>2,440
	女性	(Cornell voltage＋4) × QRS 間隔	>2,440
補正値	男性	Cornell voltage × QRS 間隔	≧2,000
	女性	Cornell voltage × QRS 間隔	≧1,500

(森 博愛:日本臨床生理誌 2011;41(3):95-104)

COLUMN

心電図と心生検所見との関連

　心電図が臨床に応用されるようになってから,大分長い年数がたっている.臨床心電図学の教えるところによれば,左室肥大や右室肥大のパターンが出れば,それを生じる病因を考える,異常 Q 波があれば心筋梗塞を考える,ST-T 変化があれば虚血を考える,右脚や左脚ブロックがあれば脚の病変を考えることになっている.従って一般臨床家はそれを基に心臓病を考えるわけであるが,近年冠状動脈造影や心室造影,心エコー図などの他に心生検が日常臨床に応用されることとなり,上記の原則は必ずしもあてはまらないことが次々と生じている.

　心生検は 1962 年,今野・榊原によるカテーテル式心内膜心筋生検法の開発によって,完全かつ確実な情報をもたらすことが明らかにされている.著者らは本生検法を用いてすでに 50 年間臨床にたずさわり,7,000 例以上の経験例を持つに至り,生検診断なしの臨床家よりも若干異なった経験と知識を持つに至っている.最近は心疾患の診断はもとより,病態生理や患者の予後判定,治療方針の決定に重要な役割を果たしている.また,不整脈や伝導障害の原因発見など,応用範囲を拡大しつつある.

3 心室肥大所見で心生検を行い病態解析した4例

症例1 軽度の左室肥大＋ST-T変化を示す軽度高血圧例の心生検所見．56歳，男性（図9-1）

本例はアルコール性肝障害と診断されていた．心エコー図で非対称性心室中隔肥厚(asymmetric septal hypertrophy, ASH)を認め，肥大型心筋症(hypertrophic cardiomyopathy, HCM)を疑い，入院精査したが，肥大型心筋症に特徴的な錯綜配列を伴う奇妙な心筋肥大像(bizarre myocardial hypertrophy with disorganization, BMHD)は認められなかった．このST-T変化や心生検所見(図B)は，高血圧性心疾患(hypertensive heart disease, HHD)によるものではなく，アルコール性心筋症の関与が考えられた．

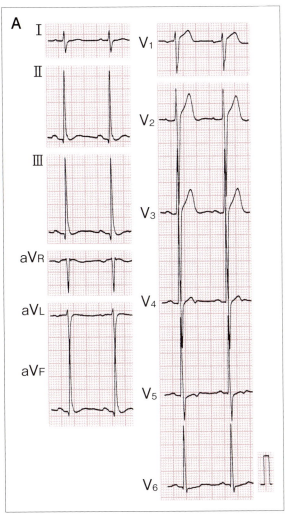

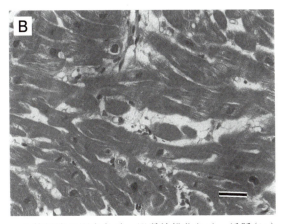

心筋細胞の肥大(1+)，間質線維化(1+)，浮腫(1+)などの所見を認める．肥大型心筋症の際に見るような錯綜配列を伴う奇妙な心筋肥大像(BMHD)は認められない．
スケールは25ミクロン．

左室側胸部誘導(V_{4-6})のR波の振幅増大，$V_{2,3}$にその相反性変化としての深いS波，左室対応誘導($V_{5,6}$)での軽度のST-T変化を認める．

図9-1 症例1の心電図(A)と右室心生検像(B)（カラー図口絵参照）

症例 2　高血圧性心疾患で左室および右室の心筋病変を認めた例．66歳, 女性（図 9-2）

本例では，左右心室の心生検を行い，左室では肥大（+），変性（1+），線維化（1+）を認め，右室でも肥大（1+），線維化（1+）を認めたが，錯綜配列を伴う奇妙な心筋肥大像（BMHD）[9),10)] は認めなかった（**図 B, C**）．以上から本例の心電図所見（**図 A**）は高血圧に起因するST-T 変化と考えられ，高血圧性心疾患（HHD）と診断した．

高血圧で左室心筋の肥大所見を認めるのは当然であるが，右室心筋の肥大所見を認めたのは何故であろうか？　この点[9),10)] を明らかにするために，天沼ら[10)] は高血圧性心疾患 29 例で左右両室の心生検を行い，各段階の重症度（Ⅰ，Ⅱ，Ⅲ度）を示す高血圧症の全例で右室にも心筋病変を認めた．従って，この所見は単に肺高血圧による右室負荷や右心不全の結果ではなく，RAAS（レニン・アンジオテンシン・アルドステロン系）異常などによる生化学的要因の関与によると考えられると結論しており，本例もそのような機序による可能性が高い[10)]．

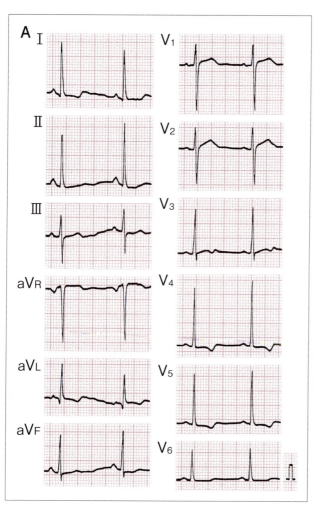

Ⅱ，Ⅲ，aVF，V4-6 に ST-T 変化を認める．
胸部誘導の記録感度は 1 mV = 5 mm．

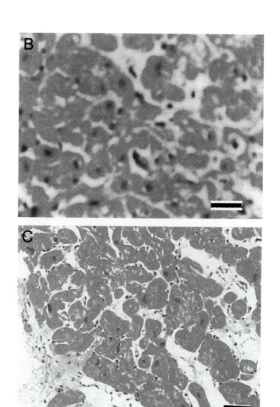

図 B は右室心筋，図 C は左室心筋の病理組織像を示す．
右室：肥大（1+），間質線維化（1+）；左室：肥大（1+），変性（1+），間質線維化（1+），心筋の配列の乱れ（1+）を認める．
スケールは 25 ミクロン．

図 9-2　症例 2 の心電図（A）と左右心室心生検像（B, C）（カラー図口絵参照）

症例3　高血圧性心疾患の進行例か？　45歳, 女性（図9-3）

胸部の重苦しい感じおよび息苦しい感じを主訴として来院した例で，第4肋間胸骨左縁に収縮後期膨隆を認め，左心不全兆候でないかと考えられた．心生検では高血圧性心疾患に対応した所見を認めた[8),9)]．その後，本例は5年間にわたり経過を観察したが，冠状動脈攣縮性狭心症も認められ，心筋の微少循環障害の関与[11)]も考えられた．

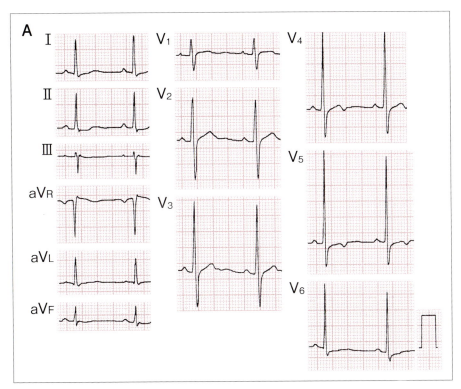

QRS波の高電圧，左室対応誘導でのST-T変化を認める．

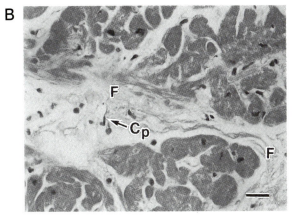

心筋細胞の肥大程度は(1+)であるが，中心部の毛細管(Cp)の周囲の線維増生(F)がやや目立つ．
スケールは25ミクロン．

図9-3　症例3の心電図(A)と右室心生検像(B)（カラー図口絵参照）

症例4 心生検により肥大型心筋症が確認された例，58歳，男性（図9-4）

心エコー図で非対称性心室中隔肥厚（ASH）を認め，臨床的には左室の閉塞性肥大型心筋症（HOCM）と考えられた．右室心生検（図B）では錯綜配列を伴う奇妙な心筋肥大像（BMHD）を認め，肥大型心筋症（HCM）と診断した．なお心筋症の家族歴は認めなかった．

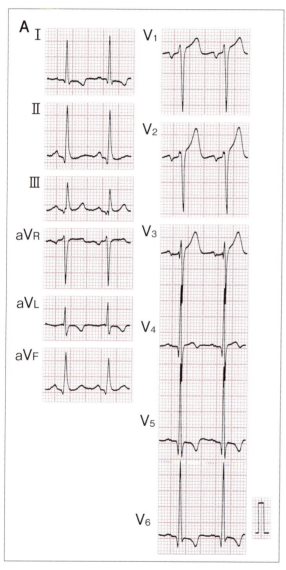

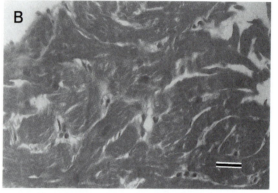

肥大型心筋症に特徴的な錯綜配列を伴う奇妙な心筋肥大像を認める．
スケールは25ミクロン．

左室肥大＋ST-T変化，左室胸部誘導におけるQRS波の高電位とST-T変化を認め，Ⅱ，V_1に左房負荷所見を認める．

図9-4 症例4の心電図（A）と右室心生検像（B）（カラー図口絵参照）

4　左室肥大心電図に対するアプローチ

　健診心電図に左室肥大所見を認めた際には，以下の過程で検索を進める．

1. 左室対応誘導における ST-T 変化や左房負荷所見があるかどうか？　心房細動・心室期外収縮などの不整脈合併の有無を検討する．
2. 左室肥大の基礎疾患（高血圧，弁膜症，心筋症など）について病歴聴取などを含めて検討する．心筋症の場合は肥大型でも拡張型でも左室肥大所見を認める．
3. 身体所見で左室肥大に関連する諸項目，すなわち年齢，性，身長，体重，身体指数（BMI），胸郭変形の有無（扁平胸，漏斗胸，樽状胸，乳房切断術後）などについて記載する．
4. 心雑音の有無を記載する．もしあれば聴取部位，位相（収縮期性，拡張期性，連続性），強度（Levine 分類第 1-6 度），心音聴取状況（第 I-IV 心音），過剰心音の有無（僧帽弁解放音，クリック音など）などについて記載する．心雑音がある場合にはその基礎疾患について検討することも大切である．基礎疾患としては，心臓弁膜症，先天性心臓病，高血圧症などの他に，機能性心雑音として諸種の疾患に伴って聴取する場合がある．
5. 心エコー図検査で左室の壁肥厚の有無を確認する．心室中隔（IVS）：左室後壁厚（LVPW）比が 1.3 以上の場合には非対称性心室中隔肥厚（ASH）を考える．また，左房径拡大，大動脈径，弁膜症などの所見の有無に注目する．

　上記の 5 項目で病態把握は可能であるが，さらに心筋虚血ないし心筋自体の病変の診断には心臓核医学検査，心臓カテーテル検査，心生検[9,10]などが有用である．

要約

　本章では，QRS 波の高電位に加え ST-T 変化を伴う例に，心生検を含めた精密検査を行った 4 症例について解説した．

- 軽度の左室肥大所見に加え，心生検で右室心筋の肥大を伴った（56 歳，男性例）．
- 高血圧性心疾患に左右の心室の心生検を行い，心筋肥大・変性を認めた（66 歳，女性例）．
- 高血圧性心不全を疑わせた（45 歳，女性例）．
- 心生検により肥大型心筋症と診断した（58 歳，男性例）．

　これらの例の検討結果から，QRS 波の高電位に加えて ST-T 変化を伴う例は，何らかの心筋病変を合併していると判断してよい．

文献

1) 北島敦ら：健診心電図から心疾患を診断する〔I〕．診断と治療 2003；91：1099-1105
2) 北島敦ら：健診心電図から心疾患を診断する〔II〕．診断と治療 2003；91：1279-1285
3) 北島敦ら：健診心電図から心疾患を診断する〔III〕．診断と治療 2003；91：1451-1457
4) 森博愛：高血圧症における心臓障害の早期診断：心電図診断の活用．日本臨床生理誌 2011；41(3)：95-104
5) 森博愛（編）：心電図の基礎と臨床—循環器学へのアプローチ．医学書院，東京，1990
6) Chou T-C：Electrocardiography in clinical Practice. pp.146, Grune & Stratton, New York, San francisco, London, 1979
7) 今井千美：異常心電図．金井正光（編），臨床検査法提要（改訂第 31 版）．pp.1583-1600，金原書店，東京，1998
8) Constant J：Learning Electrocardiography. Little, Brown and Co, 3rd, Boston, Toronto, 1994
9) 関口守衛ら：本態性高血圧症における左右心室心内膜心生検所見の病理組織計測による研究．Therap Res. 2002；23：131-136
10) 関口守衛ら：肥大心の病理学．医学のあゆみ 1985；135：378-390
11) 毛利正博，舛元章浩：微小血管狭心症の臨床的特徴．天野恵子，大川真一郎編，女性における虚血性心疾患．pp.67-74，医学書院，2000

第10章

心室期外収縮

はじめに

心室期外収縮(premature ventricular contraction, PVC)は日常よくみる不整脈で,健診例でも高率に認める.北島[1]が行った16,153例中の健診心電図では,心室期外収縮は252例(1.5%)に認められた.心室期外収縮を示す例では,自覚症状や心疾患の病歴がなくとも健康者と思ってはならない.

心室期外収縮に加えて,左室肥大,脚ブロック,心室内伝導障害,ST-T変化,他の不整脈を認めた際には,器質的心疾患の合併の有無について検討する必要がある[2].心室期外収縮の分類については1～3章[3]-[5]で述べた.

1 定義と診断[6]

心室期外収縮とは,通常,予期された正常洞収縮よりも早期に出現する心室由来の興奮をいう.心電図所見に基づいて診断するが,その出現様式から,①心室早期収縮(ventricular premature contraction),および②心室副収縮(ventricular parasystole)の2種類に分かれる.

2 病因と鑑別

心室期外収縮は,虚血性心疾患,心筋症,心筋炎,弁膜症,QT延長症候群などの多くの疾患で認めるため,期外収縮例ではこれらの基礎疾患の有無について検討することが必要である.この際には,洞性収縮の心電図所見(QRS波,ST-T,U波異常の有無)に留意して判断する.明らかな基礎疾患がない場合が多く,このような期外収縮を特発性心室期外収縮と呼ぶ場合がある.

心室期外収縮は,心室内変行伝導を伴う上室期外収縮,間欠性WPW症候群,心室副収縮などと鑑別する必要がある.

3 心電図上の特徴[6]

先行P波がなく,幅広くかつ変形した心室群を示す.期外収縮性刺激は心室より生じ,刺激伝導系(ヒス・プルキンエ系)を用いず,心室全体に伝播するため,QRS間隔は0.12秒以上になり心室群波形は変形する.心室期外収縮の刺激発生部位は,通常QRS波形に基づいて推定する.右室由来の心室期外収縮は左脚ブロック類似波形を示し,左室由来のものは右脚ブロック類似波形を示す.また右室流出路由来の心室期外収縮はⅡ,Ⅲ,aVFのQRS主棘が上方に向かい,心尖部由来の心室期外収縮の主棘は下方に向かう.通常T波の極性はQRS波と反対方向に向かう.

1. 心室期外収縮に随伴する心電図所見
1) 心室期外収縮を挟む洞収縮のRR間隔

心室期外収縮の後に代償性休止期を示す代償性心室期外収縮と,2拍の洞収縮の間に期外収縮が入る間入性心室期外収縮の2種類がある.

2) 2段脈の法則

洞性収縮と心室期外収縮が交互に出現する場合を2段脈(bigeminy),1個の心室期外収縮,あるいは2個の洞性収縮と1個の心室期外収縮が続く場合を3段脈(trigeminy)と呼ぶ.2段脈はいったん出現すると持続して安定する傾向があり,これを2段脈の法則という.

3）心室期外収縮後に続く洞性収縮のT波の変化

心室期外収縮のすぐ後に続く洞調律のT波形が，他の洞収縮のそれと異なる場合に，これを期外収縮後T波変化（postextrasystolic T wave change）と呼ぶ．この所見自体に病的な意義はなく，一種の生理的現象であるが，時にST低下，陰性T波などの冠不全ないし心筋虚血時と同様の所見を示す場合がある．このようなST-T変化は冠不全所見の表現で，運動負荷試験陽性と同様の意義がある．一般に，心拍出量は先行心室拡張期容積に比例する（Starlingの心臓法則）．心室期外収縮に続く代償性休止期が長いと，それだけ拡張期の時間が長く，従って心房から心室への流入血液量が増加し，拡張期心室容積が増大する．そのために期外収縮後の洞性収縮では，強い心室収縮が起こり，相対的冠不全所見が増強して，潜在性冠不全の顕在化が起こる．

表10-1　Lown分類

Grade	心室期外収縮
0	なし
1	<30個/時
2	≧30個/時
3	多形性
4 4a 4b	連発性 2連発 3連発
5	R on T

心室期外収縮や心室頻拍の重症度を表すためにLownが提唱した分類．本来冠疾患を対象とした分類であるが，一般的な不整脈の重症度分類に用いられている．
（Lown B, Graboys TB：Am J Cardiol 1977；39：910）

2．心室期外収縮の重症度判定の参考所見

心電図による心室期外収縮の重症度の判定は容易でなく，基礎心疾患の有無，その重症度により評価すべきである．器質的基礎疾患がない場合はあまり臨床的意義がなく，放置してよい．従来から心室期外収縮の重症度判定にLown分類（表10-1）が有名である．この分類法は，心室期外収縮の数，連発の有無および連結期に基づいて心室期外収縮の重症度を評価する方法である．この分類は期外収縮の重症度の評価法であり，基礎疾患の重症度とは関係がない．

期外収縮の基礎疾患として心筋梗塞，特発性心筋症，QT延長症候群などに伴う場合は基礎疾患の治療が必要である．また多形性，連発性，連結期が短い心室期外収縮などは，厳重な観察と治療が必要である．

1）心室期外収縮のQRS波形

健常者にみる心室期外収縮の多くは，QRS波形が一定で，連結期も固定性の場合が多い（単形性）．他方，連結期が異なる例（移動連結性心室期外収縮）やQRS波形が異なる心室期外収縮の併存例（多形性心室期外収縮）などもある．これは心室期外収縮の発生部位が心室内に2カ所以上あることを示唆している．

2）心室期外収縮の連発

心室期外収縮が2個連続して出現する型を2連発（couplet），3個連続的に出現するものを3連発（triplet）と呼ぶ．また3個以上連発し，その出現頻度が100個/分以上の場合に心室頻拍と呼ぶ．

3）心室期外収縮の連結期

正常心においても，心筋の興奮からの回復過程は部位により一様でない（不応期の不均一性）．この不均一な相対不応期時相に加えられた刺激は，心室頻拍，細動を誘発し易い（受攻期）．この時相は丁度T波の頂点付近に当たる．そのため，T波の頂点から下降脚にかけて出現する心室期外収縮は危険であると考えられ，R on T型心室期外収縮と呼ぶ．特に基礎疾患がある場合には留意すべき所見である．

3．特殊な心室期外収縮

下記のように，通常みる心室期外収縮以外に特殊な心電図所見を示す心室期外収縮が存在する．

1）Torsade de pointes（TdP）

TdPは下記のような特徴を持つ心室頻拍の特殊型である．

① 200-250/分の心拍数を示す心室頻拍で，リズムは不規則である．

② 心室波の振幅と極性が5-10心拍の間隔で進行性

に変化する.

これは QRS 軸の方向が周期的に変化するため,心室波が基線の周りを周期的に twist しているように見えるため torsade de pointes と呼ばれている.

③ 数心拍ないし数分で発作は自然停止する傾向があり,次の episode では心室群の波形や発作時間が著しく異なることが多い.

④ しばしば単一波形を示す通常の心室頻拍や心室細動に移行する.

TdP は重篤な不整脈で,直ちに原因除去および治療を行わないと心室細動に移行する恐れが強い危険な不整脈(悪性不整脈,malignant arrhythmia)で,その原因ないし基礎疾患としては下記のような諸要因がある.

① 徐脈性不整脈:高度房室ブロック,洞不全症候群など.
② 電解質異常:低 K 血症,低 Mg 血症
③ 先天性 QT 延長症候群
④ 諸種の原因による二次性 QT 延長症候群
⑤ 薬剤起因性 TdP
  a. 抗不整脈薬:キニジン,プロカインアミド,ジソピラミド,フレカイニド,ソタノール,ベプリジールなど.
  b. 向精神薬:3 環系抗うつ薬,フェノチアジンなど.
  c. 抗生剤:エリスロマイシン,クラリスロマイシン,ST 合剤など.
  d. 抗ヒスタミン薬
  e. 高脂血症薬:プロブコール
  f. 片頭痛治療薬:スマトリプタン
⑥ 心筋虚血
⑦ 心筋炎

2) 極めて短い連結期の心室期外収縮 (short-coupled PVC)

QT 間隔の延長はないが,極めて短い連結期(300 msec 以内)の心室期外収縮から torsade de pointes 様の心室頻拍,心室細動を生じる例がある.

3) 陳旧性心筋梗塞領域より生じる心室期外収縮[6]

陳旧性心筋梗塞に心室期外収縮を伴うことは稀でないが,逆に心室期外収縮により正常伝導時には不明であった Q 波が明らかになり,心筋梗塞の診断が可能になることもある.通常,心室期外収縮は QS 型もしくは RS 型であるが,心室期外収縮の QRS 波形が QR 型もしくは QRS 型となり,Q 波の幅が 0.04 秒以上ある場合には,その波形が出現した領域の心筋梗塞が疑われる.

4 健診で発見された心室期外収縮 4 例

症例 1 心電図検査で,心室期外収縮出現と共に右室伝導遅延を認めて精査した例. 62 歳,女性 (図 10-1)

献血時に行った心電図検査で心室期外収縮を認めたため M 病院を受診した.心電図(図 A)では,肢誘導に 2 源性の心室期外収縮を認め,V_1 には不完全右脚ブロック所見があり,自動診断は「右室伝導遅延,僅かの ST 低下」と診断した.病歴に著変なく,心音正常,心胸郭比 45%,心エコー図検査では左室壁肥厚(心室中隔 16.0,左室後壁 14.6 mm),左房の軽度拡大(40 mm)を認めた.

ホルター心電図では心室期外収縮が頻発し(8,540/日),Lown 4b に相当する心室期外収縮の 3 連発を認めた.心カテーテル検査で左室拡張末期圧が 22 mmHg と上昇していたため右室心生検[7]を行った.採取した 2 つの右室心筋標本の内の 1 つでは,ほとんど全視野が脂肪組織に置換されていた(図 B).他の 1 つの心筋標本でも脂肪浸潤を認めた(図 C).この脂肪組織は心外膜側脂肪組織の浸潤ではなく,固有の右室心筋病変と考えられた.

右室拡大所見は心エコー図検査では認めなかったが,上記の心筋病変は,不整脈原性右室心筋症(arrhythmogenic right ventricular cardiomyopathy,ARVC)[2]と同様の病変で,「右心室拡大を示さない不整脈伝導障害型心筋症(electric disturbance type of

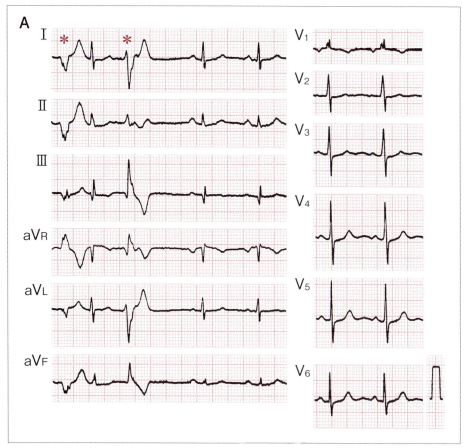

肢誘導で2源性の心室期外収縮（＊印）を認める．V₁では不完全右脚ブロックと左房負荷所見を認めた．

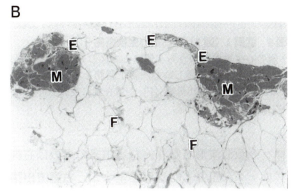

右室心生検では，心内膜側（E）に僅かの心筋組織（M）を認めるのみで，大部分は脂肪組織（F）に置換されていた．

特発性心室期外収縮と考えられる例でも，右室心生検を行うと不整脈原性右室心筋症[2]と同様の心内膜下脂肪組織浸潤を認める例がある．

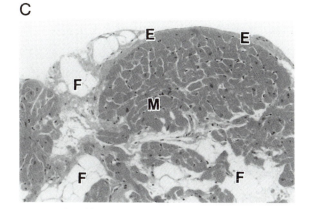

2つの心生検標本の内，1つはこの図のような所見を示した．図Bでは著しい心内膜下脂肪浸潤を認めるが，こちらの心生検標本では脂肪組織（F）が散在性に浸潤していた．

M：心筋，E：心内膜，F：脂肪組織

図10-1　症例1の心電図（A）と右室心生検像（B, C）（カラー図口絵参照）

cardiomyopathy, ECM)」[8]の概念に含まれる例であると考えられた．本例は関口ら(2000)が提唱するABCDE症候群に属する例であると考えられる．

ABCDE症候群とは下記の5個の概念を統合した症候群の略語である．
① Arrhythmogenicity(不整脈原性)
② Burgada 症候群
③ Competitive sports(競技，スポーツ)
④ Death(死，ことに急死)
⑤ Electric disturbance type of cardiomyopathy (ECM)

これらには，従来，あまり認識されていない心筋病変があり，高い不整脈原性を示し，心臓性急死を起こし易い．Brugada 症候群は$SCN5A$を主とする遺伝子変異により起こる一種のイオンチャネル病と考えられているが，右室流出路近辺の心外膜下心筋に異常を認めたとの報告がある．また右室流出路心外膜下筋層の電気的アブレーション(ablation)により，頻発する致死的不整脈を抑制し，心電図所見の正常化を認めたとの報告もあり，ABCDE症候群に含めた．Brugada 症候群の全例が本症候群に属するかどうかは，現時点では確定的でないが，少なくとも一部の例を本症候群の範疇に含めることは妥当であると考えられる．

症例1で認められた不完全右脚ブロック所見は，右室拡大や組織学的に認められた心筋変性と関連する可能性があり，本例はABCDE症候群の内，A, E の2項目が該当している．

症例2 健診で発見された不整脈，ホルター心電図で心室期外収縮の short run を認め心生検を施行．56歳，女性（図10-2）

市民健診で心室期外収縮を指摘されたため（図A），H病院を受診した．血圧 110/70 mmHg，心胸郭比 46％，ホルター心電図で3連発の心室期外収縮を認めた．

心エコー図検査では心室中隔および左室後壁は共に 5～6 mm 程度と非薄であったが，左右の心房および心室の拡大は認めなかった．心カテーテル検査で左室全般の壁運動低下を認めたが，心内圧の異常は認めなかった．血行動態に異常がなくても心筋病変がある例があるため，右室心生検を行った[7]．その結果，図B に示すような心筋病変を認めた．病変度はあまり高くなかったが，心筋間質の浮腫や細小血管周囲の脂肪組織浸潤を認めた．

これらの病変の意義については，心室壁が非薄で，壁運動低下があることと関連するかどうかについて考察する必要がある．心筋間質の浮腫性病変は粘液水腫心の際に認めるが[7]，本例ではそのような臨床像は認めないため，非特異的所見であると考えられる．他方，血管周囲の脂肪組織浸潤と不整脈とは関連が無いとは言えないため，病変度は弱いが，症例1と同様の不整脈原性右室心筋症に類似した病態を考える必要があり，ABCDE症候群[2),9)]の範疇に属する例であると考えたい．本例では顕微鏡写真撮影を行わなかったが，1カ所に心筋炎後変化（postmyocarditic change, PMC）[7)]を認め，心筋壁病変と併わせ考え，心サルコイドーシスの可能性を考慮する必要がある．「**50歳以上の女性の不整脈や伝導障害例は心サルコイドーシスを考える必要がある**」[10)]とする著者らのかねてからの主張に鑑み，本例では今後の経過観察が必要である．

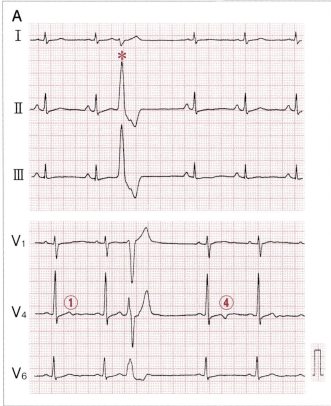

心筋層（M）の中の間質に軽度の浮腫（ed）を認める．本例では血管周囲に脂肪組織（F）の浸潤がやや目立つ．

この心電図では心室期外収縮（＊印）を1個しか認めなかった．①のT波は正常であるが，④では陰性T波を示し（期外収縮後のST-T変化），冠不全ないし左室過負荷の合併を示す．

図10-2 症例2の心電図（A）と右室心生検像（B） （カラー図口絵参照）

症例 3 健診で頻発性心室期外収縮を指摘され，バセドウ病を発見した例．37 歳，男性（図 10-3）

職場健診で心室期外収縮の頻発を認めたため S 病院を受診した．

心電図では多源性心室期外収縮と変行性心室内伝導を伴う上室期外収縮を認めた．

本例の身体所見では，典型的な甲状腺機能亢進症の所見に加えて，軽度の漏斗胸，くも状指（wrist sign 陽性），高位口蓋を認めた．血圧は 130/30 mmHg で，脈拍は高心拍性脈拍（bounding pulse）を認めた．心エコー図は hyperkinetic heart の所見を示したが，僧帽弁逸脱（mitral valve prolapse, MVP）は認めなかった．

甲状腺ホルモン（TSH）の血中濃度は 0.01 μU/mL（正常値：0.34～4.9）と低値を示し，遊離トリヨードサイロニン（FT_3）は 14.61 pg/mL（正常値：2.0～4.3），遊離サイロキシン（FT_4）は 3.91 ng/dL（正常値：0.8～1.8）と何れも高値を示した．心臓核医学検査では，下後壁に軽度の心筋病変を認めた．以上の所見から，本例は甲状腺機能亢進症による心筋病変（Basedow 心）の一例と考えられ[11]，このことは多源性心室期外収縮の存在からも裏付けられる．

ホルター心電図では，心室期外収縮を 550 個/日，内 2 段脈 10 個，3 連発心室期外収縮 1 個を認めた．一般に甲状腺心では心房細動の合併を多く見るが，本例では上室期外収縮 6,320 個/日と発作性上室頻拍を認めた．そのためメルカゾール投与を開始し，徐々に維持量に移行することができた．本例では心臓カテーテル検査および心生検は行わなかったが，森本ら[11]が同様の例に心生検を行い，電顕で心筋細胞の破壊性病変を認めており，本例においても thyrotoxic cardiomyopathy の存在が推察された．

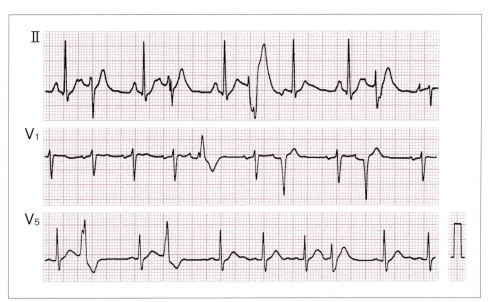

図 10-3 症例 3 の心電図
多源性心室期外収縮か変行性心室内伝導を伴う上室期外収縮か分かり難いが，両者の混在と考えられる．本例では甲状腺機能亢進症による心筋病変[11]の存在が考えられた．

> **症例4** 健診で心室期外収縮頻発を認め,精査して僧帽弁逸脱による僧帽弁閉鎖不全を発見した例.
> 63歳,男性(図10-4)

10年程前から不整脈を自覚していた.5年前に心室期外収縮を指摘され,S大学病院を受診し,心雑音はあるが心エコー図に著変を認めないとの説明を受けた.しかし,心室期外収縮が頻発するため同病院を再度受診し,僧帽弁逸脱(mitral valve prolapse, MVP)による僧帽弁閉鎖不全症を指摘された.心カテーテル検査では左室壁運動の低下と内腔拡大,僧帽弁逆流(Ⅱ度)を認めた.僧帽弁逸脱による僧帽弁閉鎖不全の増悪が推察されたが,僧帽弁修復手術は行わず,経過を観察することにした.

僧帽弁逸脱では心室期外収縮をしばしば認めるため,健診時に心室期外収縮を認める例では僧帽弁逸脱に伴う心音異常(心雑音やclick音)の有無に注意する必要がある.

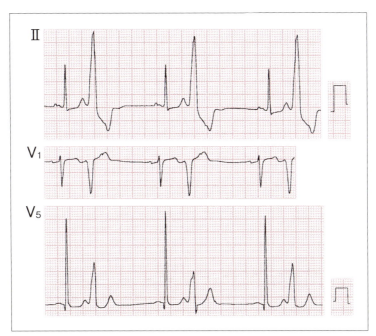

図10-4 症例4の心室期外収縮2段脈
健診心電図で異常を指摘され,精査のために受診し,僧帽弁逸脱,僧帽弁閉鎖不全症の合併が診断された.

5 心室期外収縮例に対するアプローチ

まず,その心室期外収縮は放置してよいものか,生命の危険を招くおそれがある悪性(致死的不整脈)のものであるかを鑑別する必要がある.心室期外収縮は健診心電図ではかなり高率(全体の1.5%)に認めるが[1],そのすべてを精密検査する必要はない.1回の心電図記録当たりの心室期外収縮が2個以下の例を散発性,3個以上の例を頻発性とし,前者は判定3(要観察),後者は判定5(要精検)として扱うとよい[3,4,5].多源性,連発性心室期外収縮は判定5(要精検)として取り扱い,ホルター心電図検査を勧める.

一般に心室期外収縮の重症度分類にはLown分類(表10-1)が広く用いられている.そのためには下記の所見に留意する.

(1) 心室期外収縮が単源性(monofocal)か,多源性(multifocal)か?
(2) 心室期外収縮が連発しているか?(2連発か,3連発以上か?)

(3) R on T 現象(心室期外収縮が先行収縮の T 波の頂点近くに出現する所見)を認めるかどうか？

(4) もし Lown 分類(表10-1)で **3, 4b, 5 群に属すると判定された場合には放置してはならない**. grade 3 以上では合併心疾患の頻度が高く, 危険度も高いため, 心エコー図検査などの精密検査が必要である.

(5) 心エコー図検査で異常を認めた際には, 循環器専門医への受診を奨める. 心エコー図に異常がなくても, 潜在性心疾患, 例えば家族性心筋症, 不整脈伝導障害型心筋症[8]などの発見の糸口になる場合がある. 従って, 既往歴としてウイルス性心筋炎罹患の有無, ジフテリア, 耳下腺炎, ヘルペスなどの心筋炎を起こし得る疾患[8]の病歴の有無について検索することも大切である.

(6) 心疾患に関係がありそうな心室期外収縮の場合は, 心臓核医学検査や心臓カテーテル検査が必要となる. 症例3, 4はそのような例である.

(7) 心生検[7]は必要か？

著者らは過去50年以上にわたり心生検を行い, その有用性を認識しているが, この検査は熟練した医師が行う必要がある. 心サルコイドーシスが心室期外収縮の精検の過程で明らかになれば, ステロイド治療を行うべきかどうかの重要な判断資料になる. 症例1, 2は, 不整脈原性右室心筋症[2]や右室拡大を伴わない特発性心室頻拍あるいは ABCDE 症候群[2,9]様の病態に基づく心室頻拍[2]である可能性があり, 抗不整脈薬投与やカテーテルアブレーションなどの専門的治療を行う必要があるかどうかを検討する必要がある.

(8) 上記の1～7項に該当しなくても, このような例ではホルター心電図を用いた経過観察が必要である. 最初は軽微な所見であっても, その後の経過で病態の進展を認める例があるため注意を要する.

要約

健診心電図で発見された心室期外収縮については, 先ずどのような病態であるかを考え, 必要な検査を行う必要がある.

本章では, そのような際の実用的診断過程を理解し易いよう, 4例を提示して解説した.

● 多源性心室期外収縮を認めたため心生検を行い, 不整脈原性右室心筋症に酷似した病変を認めた(62歳, 女性例).
● 心室期外収縮の連発を認め, 心生検で不整脈原性右室心筋症様の病変を認めた(56歳, 女性例).
● 多源性心室期外収縮を認め, ホルモン検査結果から甲状腺機能亢進症による心筋障害であることが判明し, 抗甲状腺薬による治療を行った(37歳, 男性例).
● 心室期外収縮頻発を認め, 心エコー図検査により僧帽弁逸脱を伴う僧帽弁閉鎖不全症であることが明らかになり, 心臓手術の適応があることが分かった(63歳, 男性例).

文献

1) 北島 敦：心臓検診における心臓精密検査例の臨床的・病理学的分析. 信州医誌 2000；48：105-120
2) 関口守衛：不整脈原性右室心筋症ないし異形成症(ARVC/D). 日本臨牀 2000；58：108-116
3) 北島 敦ら：健診心電図異常から心疾患を診断する[Ⅰ]. 診断と治療 2003；91：1098-1104
4) 北島 敦ら：健診心電図異常から心疾患を診断する[Ⅱ]. 診断と治療 2003；91：1279-1285
5) 北島 敦ら：健診心電図異常から心疾患を診断する[Ⅲ]. 診断と治療 2003；91：1451-1457
6) 山下武志：心室期外収縮. 井上 博(編), 不整脈を読み解く, pp.42-47, 文光堂, 東京, 2000
7) 関口守衛ら：心筋生検. 循環器専門医 1999；7：365-375
8) 関口守衛ら：不整脈, 伝導障害を主徴とする心筋症(ECM)の提唱. 日本臨牀 1991；49：71-80
9) 関口守衛ら：心電図自動診断の不完全右脚ブロック, RSR, 右室伝導遅延は右室負荷なのか Brugada 型突然死予備軍なのか. 診断と治療 2000；88：2137-2143
10) 北島 敦ら：健診で発見された各種の房室ブロック5症例の図説. 診断と治療 2004；92：177-183
11) 森本紳一郎ら：破壊性心筋病変を心生検にて確認し得た甲状腺機能亢進症の1例. 呼と循 1982；30：953-958

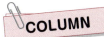

不整脈原性右室心筋症

　不整脈原性右室心筋症とは，1977年にFontaineらにより記載された疾患で，右室心筋が局所的に脂肪変性，線維化に陥り，右室拡大，右室壁運動異常を起こし，右室起源の心室期外収縮，心室頻拍，心不全，心臓突然死を起こす疾患で，その原因としては遺伝子変異が想定されている．
　以下にMckennaらの診断基準を示す．

不整脈原性右室心筋症の診断基準

右室構造変化/機能変化	大基準	1. 右室の著明な拡大，駆出分画の著明な低下 2. 右室瘤 3. 右室の部分的拡大
	小基準	1. 軽度の右室拡大，駆出分画の軽度の低下 2. 軽度の右室の部分的拡大 3. 軽度の右室の壁運動低下
組織所見	大基準	1. 心筋細胞の線維化/脂肪変性
再分極異常	小基準	1. $V_{2,3}$の陰性T波（12歳以上の非右脚ブロック例）
脱分極異常・伝導障害	大基準	1. V_{1-3}のイプシロン波 2. V_{1-3}での局所的なQRS間隔延長（>110 ms）
	小基準	1. 心室遅延電位
不整脈	小基準	1. 左脚ブロック型心室頻拍 2. 心室期外収縮頻発（>1,000個/24時間）
家族歴	大基準	剖検/手術確認例
	小基準	1. ARVCに伴う突然死家族歴（<35歳） 2. ARVCの家族歴

判定：(1) 大基準2項目，(2) 大基準1項目＋小基準2項目，または(3) 小基準4項目，のうち何れか1つを満たした場合にARVCと診断する．

(McKenna WJ et al: Br Heart J 1994; 71: 215-218)

　本症に対する薬物治療としては，諸種の抗不整脈薬が用いられ，ことにNaチャネル遮断薬，Kチャネル遮断薬，β遮断薬，アミオダロン投与などが用いられる．

第11章

脚ブロック，軸偏位の診断と患者指導ガイダンス［Ⅰ］

はじめに

人間ドックや会社での健診，一般住民健診などの際にも心電図が記録され，診断結果が本人に通知されるようになった．その際，右脚ブロック[1]，左脚前枝ブロック[2]などの聞き慣れない医学用語が使われた健診結果説明書が本人に渡される．この所見について「要精密検査」と判定され，循環器専門医を受診するように勧められると，受診者は不安を感じる．航空機乗務員に右脚ブロックを認めた場合は「要注意」とコメントされる．

また右脚ブロックと−30度以上の左軸偏位の合併所見(両脚ブロック)を認めた際には，両脚ブロック[3]と診断され，心筋疾患，殊に心サルコイドーシスの可能性があるため，そのようなコメントが事後指導書に記載されると，これを受け取った被検者は強い不安に晒される．また脚ブロック所見の説明として，3本の心臓刺激伝導系の内，2本が切れているなどと説明されると，不安感は一層強くなる．

著者らは，長年にわたる循環器学研究の一環として右脚ブロックの臨床的評価の問題に取り組んできた[4)-8)]．本章では集団健診で見い出される右脚ブロックの臨床的意義について実例を示して解説すると共に，関連した解説図を示し，医師，医療関係者，被検者本人にこの問題について正しく理解して頂くように努めた．表11-1に脚ブロックに関連した略語の解説一覧を示す．

通常，右脚ブロック単独の場合には，心生検[9]を行わないが，他所見の合併があったために心生検を行った例の中には幾つかの種類の病変を発見した．図11-1にそのような1例を示す．

表 11-1 脚ブロックに関連した略語解説

AD	: Anterior devision	前枝（左脚前枝）
AVN	: Atrio-ventricular node	房室結節
RBB	: Right bundle branch	右脚
BH	: Bundle of his	ヒス束
CRBBB	: Complete right bundle branch block	完全右脚ブロック
IRBBB	: Incomplete right bundle branch block	不完全右脚ブロック
IVCD	: Intraventricular conduction disturbance	心室内伝導障害
LAD	: Left anterior devision	左脚前枝
LAD	: Left axis devision	左軸偏位
LAH	: Left anterior hemiblock	左脚前肢ヘミブロック
LBBB	: Left bundle branch block	左脚ブロック
LPH	: Left posterior hemiblock	左脚後肢ヘミブロック
PD	: Posterior devision	後枝（左脚後枝）
RAD	: Right axis devision	右軸偏位
RBBB	: Right bundle branch block	右脚ブロック

1 脚ブロックと軸偏位，ヘミブロック

脚ブロックは右脚ブロックと左脚ブロックに分けられる．

▶著者らは脚ブロックの被検者への説明に図 11-2, 3 を用いている．

▶図 11-4 は Rosenbaum らが心室内興奮伝導障害にヘミブロックの考えを導入した際に用いた左室刺激伝導系の模式図で，彼らは左脚は前枝および後枝の 2 枝からなると考え（左室伝導系 2 枝説），そのいずれかのブロックをヘミブロックと呼んだ（前枝ヘミブロック，後枝ヘミブロック）．ヘミ（hemi）とは「半分」という意味である．

▶図 11-5 は左脚前肢ブロックの心電図の成因を示す模式図である．左脚前肢ブロックがあると，前枝支配領域の心筋興奮は左脚後枝から伝達された刺激によりおこる．この際に生じる心起電力ベクトルは著しく左上方に向かうため，QRS 軸は著明な左軸偏位を示す．

▶図 11-6 は左脚後枝ブロックの心電図の成因を示す模式図である．左脚後枝ブロックがあると，後枝支配領域の心筋は，左脚前肢からの刺激により興奮し，この際に生じる心起電力ベクトルは右下方に向かい，QRS 軸は著明な右軸偏位を示す．

左脚後枝ブロックの診断の際には，右室肥大，立位心，右脚ブロック，側壁梗塞，WPW 症候群（B 型）などの右軸偏位を起こす基礎疾患がないことを確認する必要がある．

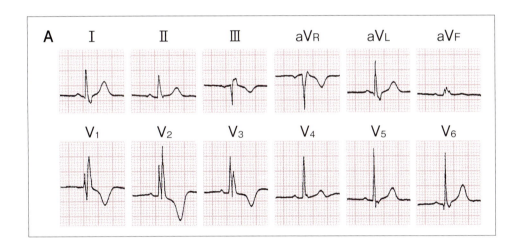

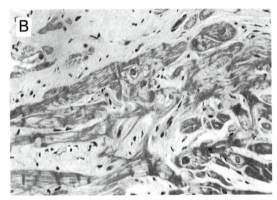

図 11-1 完全右脚ブロックを主徴とする 20 歳代，男性の心電図（A）と右室心生検像（Lenégre 病疑）（B）（カラー図口絵参照）
家族性心筋症の不整脈伝導障害型心筋症が疑われたため右室心生検を行い，心筋配列の乱れと間質線維化を認めた（図 B）．一見，心筋炎後変化[9]を疑わせたが，家族性発症を認めたため，Lenégre 病様疾患の可能性が疑われた．

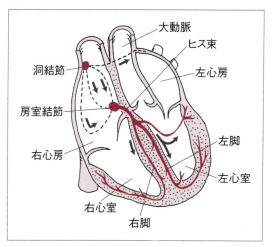

図 11-2　心臓刺激伝導系
　洞結節から刺激が順次下方に進み（点線で示す），房室結節からヒス束を通り，右脚と左脚に伝わる．

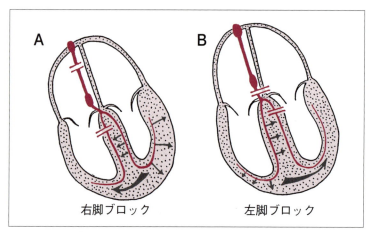

図 11-3　脚ブロックの発生機序の説明図
　右脚ないし左脚の興奮伝導が何らかの病変により途絶（ブロック）すると，電気刺激は回り道をして他側の心室に伝えられるため長い時間がかかる．＝印はブロック部位を示す．
　A：上方のブロック部位では洞房ブロックないしヒス束上ブロック，下方のブロック部位では右脚ブロックが起こる．
　B：ヒス束内ブロックと左脚ブロックのブロック部位を示す．

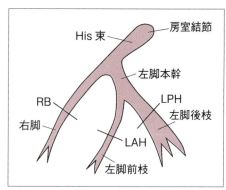

図 11-4　心室内伝導系の模型図（Rosenbaumら）[10)-12)]
　右脚は1本であるが，左脚には前枝と後枝があり，後枝は太く，途絶（ブロック）が起こり難い．
　RB：右脚ブロック，LAH：左脚前枝ブロック，
　LPH：左脚後枝ブロック

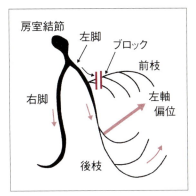

図 11-5　左脚前枝ブロックの際にQRS軸の左軸偏位がおこる機序[13]

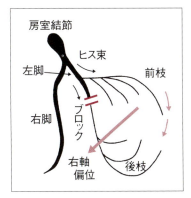

図 11-6　左脚後枝ブロックの際にQRS軸の右軸偏位がおこる機序[13]

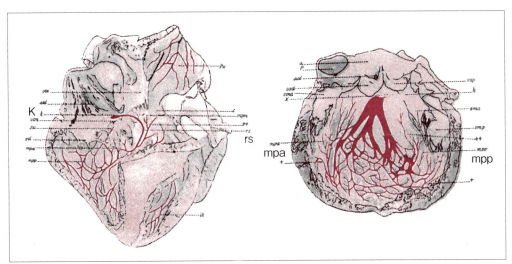

図 11-7　Dr.Sunao Tawaraがドイツ語の書物で心臓刺激伝導系の左室内分布を示した原図
アショッフ-田原結節の発見者として有名な田原　淳博士の記念すべきオリジナル図を示す[14].
このスケッチ図をトレーシングペーパーに描き，その下に解剖心の図を重ねて示している．
左図：右室側．K：房室結節，rs：右脚
右図：左室側．左脚が3本の脚束に分かれていることが示されている．mpa：前乳頭筋，mpp：後乳頭筋

▶図 11-7 は刺激伝導系の田原結節（房室結節）の発見者である九州大学田原　淳（すなお）名誉教授がドイツのAschoff 教授の研究室で行った研究成果をまとめた書物に掲載している左室伝導系のシェーマである．左室刺激伝導系は，この図に見るような複雑なネットワークを形成しているが，どちらかと言えば左室伝導系は前枝，後枝および中隔枝からなるとする3枝説を支持するような所見を示しており，Rosenbaum らの模式図のように単純でない．

▶図 11-8 は Hecht, Kossmann が示した左室伝導系の模式図で，左室伝導系は前枝，後枝および中隔枝の3枝で構成されており，これらは右脚のような単純な脚枝ではなく，複雑な網状分布を作っている（3枝説）．

左脚中隔枝ブロックの際には，前枝および後枝からの刺激が中隔枝支配領域（前方）に向かい，この際の心

1　脚ブロックと軸偏位，ヘミブロック　　111

起電力ベクトルも著明に前方に向かう．そのため心電図では V_{1,2} などの前方誘導でR波の振幅増大が起こる（前方起電力増大，prominent anterior QRS force, PAF）．

▶図 11-9 に左脚中隔枝ブロックの心電図の 1 例を示す．左脚中隔枝ブロックの確立された診断基準はないが，この例のように左脚中隔枝ブロックの考えを導入しないと説明できない心電図がある[15]．すなわち，右室肥大，完全右脚ブロック，A 型 WPW 症候群，高位後壁梗塞，肥大型心筋症，心臓長軸周りの著明な反時計方向回転を起こすような胸郭奇形などが除外できる例で，右室肥大心電図診断基準を満たすような V_{1,2} の R 波の高電圧を認めた場合には左脚中隔枝ブロックを考慮する必要がある（除外診断）．

▶図 11-10 は Rosenbaum が示した脚分枝障害部位の組み合わせによる多様な脚ブロックの種類を示す．なおこの図に用いた略語は表 11-1 を参照されたい．また表 11-2 に QRS 軸の軸偏位をおこす諸病態を示す．

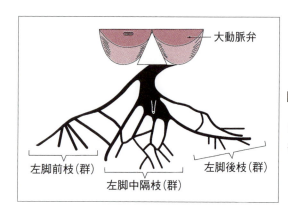

図 11-8　左室伝導系を 3 枝系とする Hecht らの模式図
左室伝導系は，前枝，後枝および中隔枝の 3 枝で構成されており，これらは右脚のような単純な脚枝ではなく，複雑な網状分布を作る．
(Hecht HH, Kossmann GE : Atrioventricular & intraventricular conduction, Revised nomenclature and concepts. Am J Cardiol 1973 ; 31 : 232)

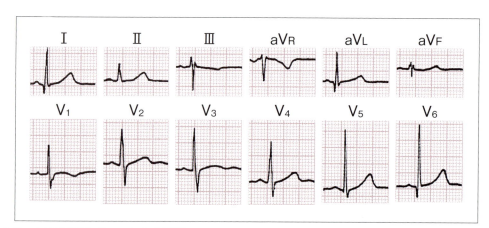

図 11-9　左室中隔枝ブロックの心電図
V_{1-6} で高い R 波を示すが，本例には右室肥大や後壁梗塞などの V_{1,2} で R 波増大を起こす基礎疾患はない．
(中屋　豊：ヘミブロック．井上　博編：不整脈を読み解く．pp.38-42，文光堂，東京，2000)

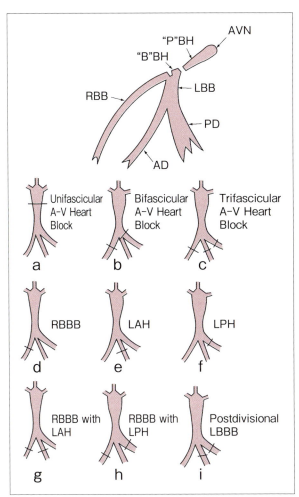

図11-10 Rosenbaumが示した脚ブロックの部位別分類図[11]
略語説明は表1に示す．
p：穿通部，B：分岐部

表11-2 QRS軸偏位を示す諸病態

A. 左軸偏位
1. 左室肥大：高血圧症，大動脈弁膜症
2. 横位心（水平心）：肥満，妊娠，腹水，腹部腫瘍
3. 下壁梗塞：QⅡ，Ⅲが深くなることによる．
4. 左脚ブロック
5. WPW症候群
6. 肺気腫：胸郭内含気量の増大による電場の変化による．
7. 左脚前肢ブロック

B. 右軸偏位
1. 立位心（垂直位心）：滴状心，無気力性体質，左側滲出性胸膜炎など．
2. 左室肥大：僧帽弁狭窄症，肺動脈狭窄症，原発性肺高血圧症，Eisenmenger症候群，ファロー四徴症など．
3. 肺性心：急性および慢性肺性心　後者は肺気腫などの閉塞性肺疾患による場合が多い．
4. 合併症のない右脚ブロック
5. WPW症候群（A型）
6. 側壁梗塞，広範囲梗塞：左室起電力減少による．
7. 左脚後枝ブロック

▶図 11-11 は Barker による標準肢誘導 QRS 波形の相互関係を見て QRS 軸の方向を半定量的に評価する方法を図示したものである．

▶図 11-12 は左脚前枝ブロックの心電図の実例を示す．QRS 軸は −45 度と著明な左軸偏位を示し，左脚前枝ブロックと診断される．

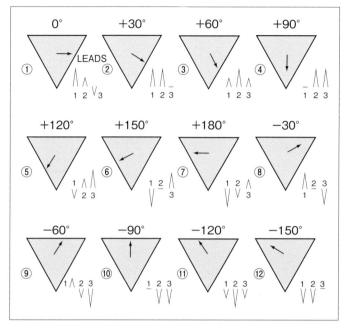

図 11-11　I，II，III 誘導の QRS 波の極性から，軸偏位を直感的に判定する図
　これは Barker の著書からの引用図であるが，コンピュータが無い時代に，この図を見ると直感的に QRS 軸を半定量的に評価できるため，著者らは学生教育にこの図を用いてよい理解を得ていた．上図の中での②，④，⑤，⑧，⑨を理解しておけば，QRS 軸判定を容易に行うことができる．
（Barker JM：The unipolar electrocardiogram. Appleton-Century-Crofts, NY, 1952）

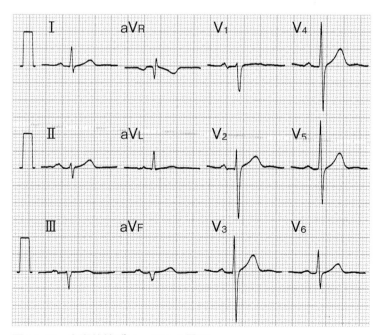

図 11-12　左脚前枝ブロックの心電図
　50 歳男性．QRS 軸は −45 度である（健診例）．

▶図 11-13 は 28 歳,男性の心電図で,完全右脚ブロック兼左脚後枝ブロック所見を示す.左脚後枝は前枝と異なり,左脚主幹部から分枝する部分の幅が広く,かつ左室に広汎に分布するため,後枝ブロック単独で出現する場合は著しく少なく,多くの場合,右脚ブロックを合併し,両脚ブロックとして認める場合が多い(Rosenbaum ら).

▶図 11-14 は「いわゆる心室内伝導障害」[16]の心電図である.右脚ブロック,左脚ブロックなどの典型的な完全脚ブロック所見は認めないが,QRS 間隔は≧0.12秒と延長し,QRS 波に分裂,結節,スラーなどを認める.本例では QRS 間隔は 0.128 秒と延長し,Ⅲ,aV_F の R 波の頂点にスラーを認める.

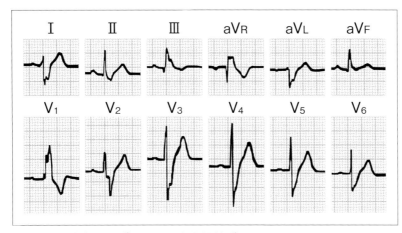

図 11-13　完全右脚ブロック＋左脚後枝ブロック

28 歳男性.QRS 間隔は 0.12 秒を超え,QRS 軸は著明な右軸偏位を示す.V₁ の QRS 波は幅広い R 波を示し,その頂点に著明な結節を認める.Ⅰ,aV_L,V_{2-6} に幅が広い著明なスラーを伴う S 波があり,右脚ブロック＋左脚後枝ブロックに典型的所見を示す.左脚後枝ブロックは心室中隔の広汎な病変による例が多いため,しばしば本例のように両脚ブロック所見を示し,左脚後枝ブロック単独所見を示す例は少ない.

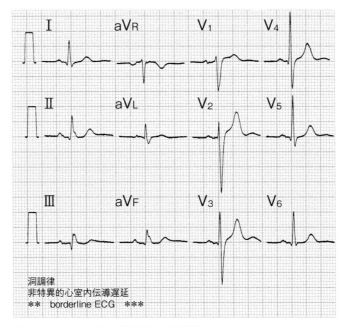

図 11-14　心室内伝導障害の心電図

75 歳男性.QRS 間隔は 128 ms で,いわゆる wide QRS 波を示す.本例の臨床的背景は不明であるが,年齢が 75 歳で,心筋の加齢変化に基づくものでないかと推測される.このような心室内伝導障害所見(QRS 間隔＞120 ms)は 16,153 例の健診中 33 例(0.2%)に認められた[4](健診例).

1　脚ブロックと軸偏位,ヘミブロック　　115

2 ヘミブロック例の予後

-30～-90度の左軸偏位は健常者の1.6%に認められ[4]，その頻度は加齢と共に増加する．完全右脚ブロック＋左脚前枝ブロック（両脚ブロック）から完全房室ブロックに移行する頻度は高いため，米国ではこの所見を示す例にはペースメーカの予防的植込みが行われた時代があったが，最近はそのような考え方には否定的報告が多い[2]．他方，慢性完全房室ブロック例の40～50%で，本所見が先行するとの報告がある．完全右脚ブロック＋左脚後枝ブロック例の16～60%は高度房室ブロックに進展する[2]．房室ブロックやヘミブロックの基礎疾患には心サルコイドーシスが多い[17]．

3 右脚ブロックの病因，病態

林[2]は右脚ブロックの病因として，虚血性心疾患と高血圧症が代表的なものであるとし，その他に肺性心，Ebstein奇形，心房中隔欠損症などの先天性心疾患，リウマチ性心臓病，心筋症，心筋炎，ファロー四徴症・心室中隔欠損症の術後などをあげている．なお心房中隔一次孔欠損症，心内膜床欠損症では右脚ブロック＋左軸偏位が特徴的所見として認められる．

持続性脚ブロックの原因としては，線維化，細胞浸潤（心筋炎など），空胞化，脂肪浸潤などの組織学的病変を考える必要があり，特発性（家族性）両脚線維症，Lev病，Lenégre病などの伝導系異常も考慮する必要がある[18),19)]．その他に心臓カテーテル検査や心筋梗塞症の合併症として，冠状動脈前下行枝の分枝である中隔枝（septal branch）の虚血により生じる場合がある[20]．

不完全右脚ブロックの基礎疾患としては，下記のものがある．

(1) **右室拡張期性負荷を起こす疾患**：心房中隔欠損症（一次孔欠損，二次孔欠損，心内膜床欠損），肺静脈還流異常，Ebstein奇形，単心房，三尖弁閉鎖不全など．

(2) **いわゆるcrista pattern**：正常例でも右室のcrista supraventricularis（室上稜）は生理的にも最も興奮開始が遅れる部位であるため，この部の興奮がr'波としてQRS波終末部に出現する（normal variant）．

(3) **その他**：心筋疾患，心臓粘液腫，漏斗胸など．

要約

一般健診心電図の異常所見の中で，完全右脚ブロックは16,153例中248例（1.5%）と高頻度に認められた[4]．これに左脚前枝ないし後枝ブロックを合併した2枝ブロックは，1枝ブロック単独例よりも完全房室ブロックに移行するリスクが高いため，注意深い経過観察が必要である．

文献

1) 森 博愛（編）：心電図の基礎と臨床—循環器病学へのアプローチ．医学書院，東京，1990
2) 林 博史：右脚ブロック．井上 博編，不整脈を読み解く，pp.27-32，文光堂，東京，2000
3) Chou TC：Electrocardiography in Clinical Practice. Grune and Stratton. New York, 1991
4) 北島 敦：心臓検診における心臓精密検査例の臨床的・病理学的分析．信州医誌 2000；48：105-120
5) 北島 敦ら：健診心電図異常から心疾患を診断する〔I〕．診断と治療 2003；91：1099-1105
6) 北島 敦ら：健診心電図異常から心疾患を診断する〔II〕．診断と治療 2003；91：1279-1285
7) 北島 敦ら：健診心電図異常から心疾患を診断する〔III〕．診断と治療 2003；91：1451-1457
8) 北島 敦ら：成人検診70,524例のコンピューター診断例と16,153例の専門医判定例における心電図異常所見の比較検討．Therap Res. 1999；20：347-350
9) 関口守衛ら：心筋生検．循環器専門医 1999；7：363-375
10) Rosenbaum MB：Types of right bundle branch block and their clinical significance. J Electrocardiol 1968；1：221-232
11) Rosenbaum MB：The hemiblocks：Diagnostic criteria and clinical significance. Med Concepts Cardiovasc Dis 1970；39：141-146
12) Rosenbaum MB et al. The Hemiblocks. Oldsmar. Tampa Tracings, Fla, 1970
13) 中屋 豊：ヘミブロック．井上 博編，不整脈を読み解く，pp.38-42，文光堂，東京，2000
14) Tawara S：Das Reizleitungssystem des Säugetierherzens. Eine Anatomisch-Histologische Studie über das Atrioventrikularbündel und die Purkinjnjeschen Fäden. Verlag von Gustav fischer in jena 1906
英語翻訳書：S. Tawara foreword by L. Aschoff, Translated by Kozo Suma & Munehiro Shimada：The Conduc-

tion System of the Mammalian Heart—An Anatomico-histological Study of the Atrioventricular Bundle and the Purkinje Fibers. Imperial College Press, London, 2000
15) Nakaya Y et al.：Histopathologic studies of the conduction system in marked left-axis deviation. Am J Cardiol 1987；69：95-98
16) Willems JL et al.：Criteria for intraventricular conduction disturbances and pre-excitation. J Am Coll Cardiol 1985；5：1261-1275
17) 矢崎善一ら：サルコイドーシスの心病変．医学のあゆみ 1996；178：46-50
18) Sugiura M et al.：Histopathological studies on the conduction system in 14 cases of right bundle branch block associated with left axis deviation. Jpn Heart J 1967；10：121-132
19) 北島 敦ら：健診で発見された各種の房室ブロック5症例の図説．診断と治療 2004；92：177-183
20) 関口守衛ら：病歴と心電図による虚血性心疾患の鑑別診断法．診断と治療 1996；84：2341-2347

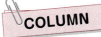

左脚中隔枝ブロック

正常心室は，左室側から右室側に向かう心室中隔の興奮から始まる．その5 msec後には右室側から左室側に向かう興奮を生じるが，前者が優位なため，この初期中隔興奮によるベクトルは左後方から右前方に向かい，$V_{5,6}$でq波，V_1でr波を描く（正常初期中隔ベクトル）[1]．

軽度，中等度および高度の中隔枝障害（左脚中隔枝ブロック）の際の心室興奮過程の特徴とそれに由来する特徴的な心電図変化（心電図所見）を表としてまとめて示す．

実際臨床の場面では，軽度および中等度の場合の所見で左脚中隔枝ブロックの診断を下すことは困難で，高度の状態になって初めて左脚中隔枝ブロックと診断できる場合がほとんどである．

左脚中隔枝ブロックの分類と心電図所見

中隔枝ブロック 重症度分類	心室興奮	心電図所見
軽度	左→右方向に向かう正常初期心室中隔ベクトルの消失．	① $V_{5,6}$のq波消失
中等度	心室中隔ベクトルが右前方→左後方に向かう．	①＋$V_{1,2}$のQS型（中隔ベクトルが右前方→左後方）
重度	左室興奮が左脚前枝・後枝領域から中隔枝領域に向かい，左後方から右前方に向かう心起電力を作る．	①＋$V_{1,2}$の高いR波（prominent anterior QRS force）

(MacAlpin RN：Indian Pacing Electrophysiol 2003；3：157 に基づいて作成)

1) 森 博愛，丸山 徹：徹底解説！心電図．医学出版社，東京，2015

第12章

脚ブロック，軸偏位の診断と患者指導ガイダンス［Ⅱ］

はじめに

　右脚ブロックは健診（あるいは検診）心電図の中では高頻度に遭遇する所見であるため，その臨床的意味づけについて被検者のみならず，健診管理職員，担当医なども適切な理解を持つことが必要である[1]．

　心電図自動診断が，完全（ないし不完全）右脚ブロック，右室伝導障害，RSR′型，右（または左）軸偏位，左脚前枝（または後枝）ブロック，心室内伝導障害などと診断結果を打ち出した場合，これらをどのように評価し，事後指導を行うべきかについては，長年にわたり心生検法を用いてこのような例の臨床病理学的検討を多数例について行ってきた著者らの経験を生かして，適切に行って頂きたいと希望している[2,3]．

　前章では心臓刺激伝導系の形態，各種の伝導障害時の興奮伝導過程の変化，それに伴う心起電力ベクトルの変化などについて模式図を示して解説した．本章ではそのような背景に立ち，各種の心室内興奮伝導障害に属する多くの心電図を示して解説する．

1　右脚ブロックをめぐる心電図判読の実際

　右脚ブロックの際には，右脚の伝導障害により右室の興奮が遅延する．従って心室興奮過程に異常を生じ，QRS波形が異常となるが，興奮消退過程も変化してST-T変化を示す．典型例では$V_{1,2}$でrSR′型またはM型波形を示し，I，aV_L，$V_{5,6}$でS波が深く，スラー（slur）を伴う（図12-1, 3）．この際，QRS間隔が0.12秒以上あれば完全右脚ブロック（図12-11），0.10〜0.11秒であれば不完全右脚ブロック（図12-1）と診断する．この区分は病理学的な伝導路の完全ないし完全障害とは必ずしも一致しない．通常，合併症がない右脚ブロックでは，QRS軸は正常範囲のことが多く，異常軸偏位を伴う場合にはヘミブロックの合併を考える必要がある（図12-6, 7）．これらヘミブロックの合併があれば2枝ブロックという診断名を用いるが，これを冠状動脈の3本の主分枝の閉塞と勘違いし，「3本の内の2本が切れている」と思い込み，「うつ病」に陥る被検者がいることにも注意しておかなければならない．

　なお，右脚ブロックにも左脚ブロックにも該当しない「非特異的心室内伝導障害」[1]は，QRS間隔が0.12秒以上の場合に自動診断でしばしば打ち出され，判定医を惑わすことがある．この所見は，心筋症，高カリウム血症，プロカインアミド，キニジン投与時などに，ヒス-プルキンエ系末梢および固有心筋間のびまん性伝導遅延時に生じると説明されているが，この問題については第13章で述べる．

　健診心電図の自動診断で右脚ブロック関連項目として，右室伝導遅延（図12-4）やRSR′型（図12-5）などがあるが，これらに関連してBrugada型心電図[4]との鑑別という厄介な問題があり，判読者を悩ませる（図12-12）．

　本章では健診で発見される右脚ブロック心電図について，どのような疾患や病態を考えるべきかについて図12-1〜12に症例を呈示し，臨床上の諸問題について解説する．

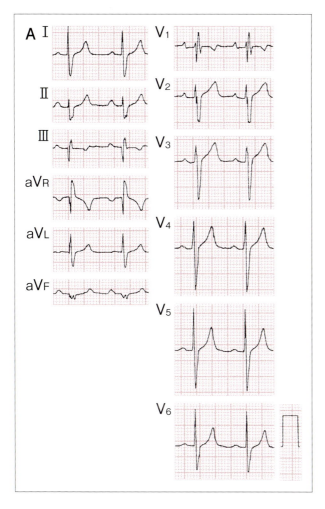

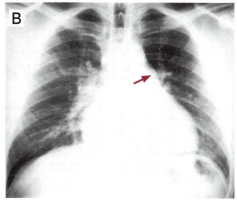

図12-1 不完全右脚ブロック所見を示した26歳,男性の心電図(A)と胸部X線写真(B)

心電図ではQRS軸の右軸偏位とV$_{4-6}$の深いS波を認めた.胸部X線像では,左第2弓の突出と肺血管陰影の増強を認め,心房中隔欠損症が考えられ,心エコー図で確かめられた(図12-2参照[5]).

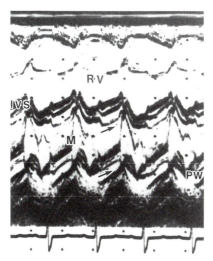

図12-2 心房中隔欠損症のMモード心エコー図

右室(RV)拡大と心室中隔(IVS)の奇異性運動(paradoxic motion)を認める.心室中隔(IVS)と左室後壁(PW)が僧帽弁(M)を挟んで平行した壁運動を示している.

心房中隔欠損症では僧帽弁逸脱を合併することがあるが,本例にはそのような所見は認められていない.

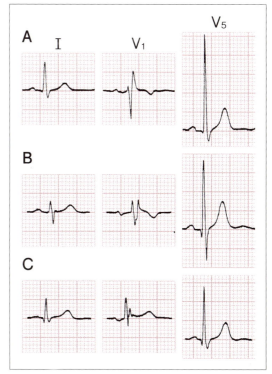

図12-3 不完全右脚ブロックの3つの心電図パターン

自動解析では,V$_1$のQRS波形がA図のようなrSR'型のみならず,B,C図のようなrSr'型やRsr'型を示す場合にも不完全右脚ブロックと診断する.不完全右脚ブロックでは,I,V$_{5,6}$に幅が広いスラーを伴うS波をしばしば認める.集団検診例にみる不完全右脚ブロック心電図 QRS波のA,B,C型の頻度は各41,18および41%であった.

1 右脚ブロックをめぐる心電図判読の実際

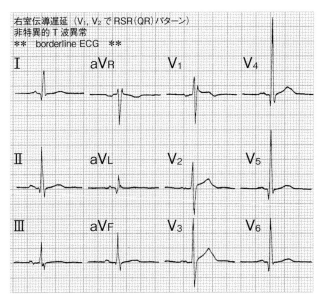

図 12-4 右室伝導遅延ないし RSR' 型心電図の実例
　自動診断が「右室伝導遅延」あるいは「RSR' 型」と打ち出す例は多い．著者らの 2003 年の調査によると，このような例の頻度は，健診 10,645 例中 121 例(1.1%)に認められ，不完全右脚ブロックと同頻度であった．自動診断ソフトの相違により「右室伝導遅延」あるいは「RSR' 型」とプリントアウトされる[4]．著者らはこの所見を不完全右脚ブロックの不全型と考えており，判定分類としては健診心電図判定区分(7 頁，**表 1-1**)2 の「有所見；当面無害」に分類してよいと思われる．

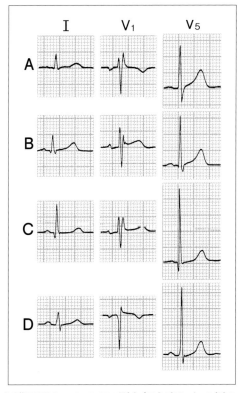

図 12-5 自動診断が右室伝導遅延ないし RSR' 型と打ち出した 4 例の心電図
　自動診断が「右室伝導遅延」ないし「RSR' 型」と打ち出した例の心電図は，この図に示す A-D の 4 種類の心室群波形を示す例がほとんどである．本図の A-D 型と**図 12-4** の不完全右脚ブロック波形との間に本質的な差はない．

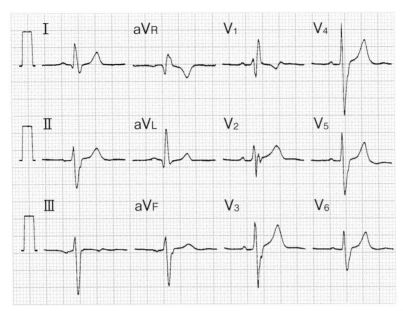

図12-6 完全右脚ブロック＋左脚前枝ブロック(両脚ブロック)と診断された75歳,男性

　QRS間隔が0.14秒と延長し,V_1のQRS波形はrSR'型で,I,$V_{5,6}$に幅が広いS波を認め,完全右脚ブロック所見を示す.また肢誘導でQRS波の移行帯波形(陽性波と陰性波の振幅が等しい波形)はaVRに認められ,本例のQRS軸はaVR誘導軸と直交する方向,すなわち-60度の方向に向かい,著明な左軸偏位がある(左脚前肢ブロック).従って本例は両脚ブロックと診断される.その成因としては,高齢者であるため刺激伝導系の老年性変化(Lev病)[6]の可能性がある.本例のような所見を若年者に認めた場合は,心サルコイドーシスや不整脈伝導障害型心筋症[7]を考える必要がある.このような例が心室期外収縮や心房細動を合併する場合は,要精検として精査を要する.

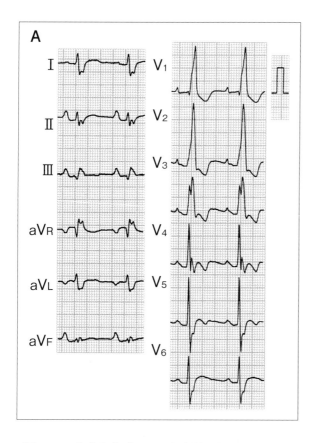
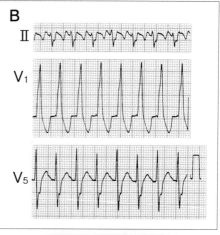
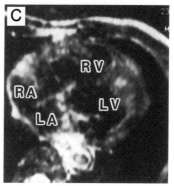

図 12-7 完全右脚ブロックと右軸偏位を示した 62 歳, 男性[3]
A：検診時心電図, B：精検受診時心電図, C：胸部 MRI 画像

検診時心電図で完全右脚ブロック＋右軸偏位を認めたため, 精検を行った. 精検受診時心電図では心房粗動を認めた(B). 薬物治療の後, 心エコー図や MRI 検査を行った(C). MRI では右房(RA)と左房(LA)の拡大を認めた. 冠状動脈造影および左室造影所見は正常で, 心内圧にも異常がなく, 心房粗動を主徴とした特発性両心房拡張症と推定診断した. その後, 心房粗動の心拍数コントロールのために薬物治療を続行中である.

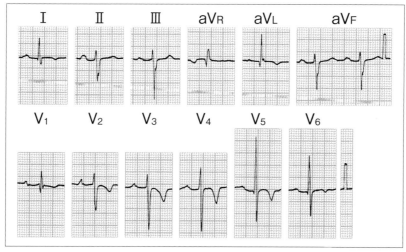

図 12-8 右脚ブロック＋著明な QRS 軸の左軸偏位から心内膜床欠損症[5]と診断された 19 歳, 女性

心内膜床欠損症の特徴的心電図所見は, 不完全右脚ブロック, Ⅰ度房室ブロックおよび左室肥大所見である(自験例).

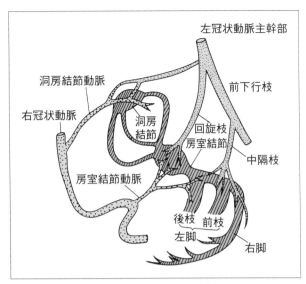

図 12-9 刺激伝導系の冠状動脈支配[8]

右冠状動脈閉塞の場合には，後壁（ことに下壁）梗塞を起こし，房室ブロックを伴い易い．
左冠状動脈閉塞の際には前壁梗塞を生じ，左脚前枝ブロックや右脚ブロックを起こし易い（遠藤ら：心臓 1971；3：1155）．
房室結節付近には迷走神経の分布が豊富なため，徐脈や低血圧を起こし易い（von Bezold Jarisch reflex）．

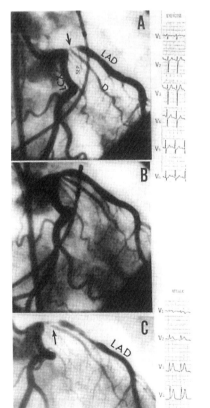

図 12-10 PTCA 後に完全右脚ブロックを起こした例

狭心症があったため冠状動脈造影検査（CAG）を行ったところ，左前下行枝（LAD）基部（AHA の 6 番）に強い狭窄を認めたため，PTCA を施行し（図 A），以後は狭心症が起こらなくなった（図 B）．しかし，その後，再狭窄が生じ（図 C），完全右脚ブロックが出現した．

この例は，1982 年頃にわが国に PTCA が導入された頃の初期経験例で，その後，バイパス手術（CABG）により危機を脱した．左前下行枝の中隔枝を PTCA 術により閉塞したために生じた右脚ブロック例である．左前下行枝近位部閉塞による急性心筋梗塞症の際に，右脚ブロック＋左軸偏位所見を示す機序もこれで理解できる．

1 右脚ブロックをめぐる心電図判読の実際

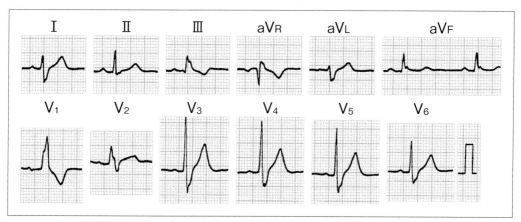

図 12-11 年次検診で従来認めなかった右脚ブロックの出現を認めた 60 歳,男性
V_1 の QRS 波は,頂点の近くにスラーを伴う R 波を示す(自験例).

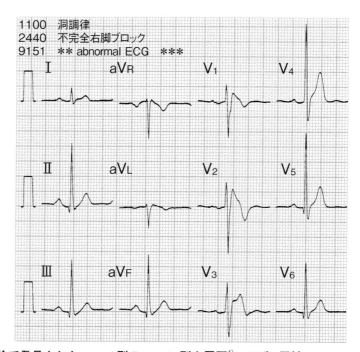

図 12-12 健診で発見された coved 型 Brugada 型心電図[4],52 歳,男性
$V_{1,2}$ に著明な J 点の上昇を伴う coved 型(屋根のひさし状)Brugada 型心電図波形を認める.V_3 でも J 点および ST 上昇が著明であるが,波形は coved 型ではない.著者ら[2,3]は 16,153 例の健診心電図中 4 例(0.025%)に coved 型 Brugada 型心電図を認めたが,その後も同様の観察を続け,健診異常心電図 24,000 例中 5 例(0.02%)に coved 型波形を認めた[4].

要約

　健診心電図の自動診断では，右脚ブロックと打ち出される例が多い．第11章で右脚ブロックの出現機序について図説した．本章では右脚ブロックを示す例が多い心房中隔欠損症，右脚ブロックと左脚前枝（ないし後枝）ブロック合併例，PTCA後に右脚ブロックが出現した例，特発性右脚ブロック例，自動診断が不完全右脚ブロックと誤って診断したcoved型Brugada型心電図例などを示して解説した．

文献
1) 関口守衛ら：健診で発見される右脚ブロックと軸偏位の診断と患者指導ガイダンス（Ⅰ）．診断と治療 2004；92：725-731
2) 北島 敦ら：成人検診70,524例のコンピューター診断例と16,153例の専門医判定例における心電図異常所見の比較検討．Therap Res. 1999；20：347-350
3) 北島 敦：心臓検診における心臓精密検査の臨床的・病理学的分析．信州医誌 2000；48：105-120
4) 関口守衛ら：心電図自動診断の不完全右脚ブロック，RSR，右室伝導遅延は右室負荷なのかBrugada型突然死予備軍なのか．診断と治療 2000；88：2137-2143
5) 関口守衛：先天性心疾患．上田英雄，武内重五郎他編，内科学，pp.183-209，朝倉書店，1977
6) 北島 敦ら：健診で発見された各種房室ブロック5症例の図説．診断と治療 2004；92：177-183
7) 関口守衛：心電図経過から心筋症，肺疾患の重症度を知り心臓移植適応を考える．診断と治療 2000；88：865-871
8) 関口守衛ら：病歴と心電図による虚血性心疾患の鑑別診断法．診断と治療 1996；84：2341-2347

第13章

心室内伝導障害ないし wide QRS 波

はじめに

心室内伝導障害（遅延）と心室内ブロックは同一概念に属するが，その臨床的意味づけが必要である[1)-4)]．

心室内伝導障害は，一般に QRS 間隔≧120 ms と定義されているが，自動診断では QRS 間隔が 120 ms 以下（例えば 114 ms）でも心室内伝導障害ないし心室内伝導遅延という診断名を打ち出す場合がある．

本章では「診断項目」として問題となる①不完全左脚ブロック（ないし中隔性 q 波の消失），②心室内伝導障害（遅延），③非定型的右脚ブロック，④非定型的左脚ブロック，⑤複雑なギザギザ型 wide QRS 波，⑥非定型的 WPW 心電図などの所見を持つ心電図を示して解説する．

1 10 症例の提示

図 13-1 に非定型的左脚ブロック例の心電図と左室心生検で得た病理組織像を示す．

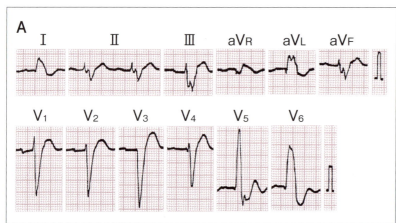 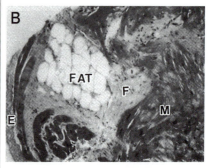

図 13-1 夜間呼吸困難を主訴として専門病院を受診した 44 歳，男性[5)]の心電図（A）と左室心生検像（B）（カラー図口絵参照）

A：wide QRS 波を示すが，I，$V_{5, 6}$ 誘導に q 波があり，左脚ブロックの一般的定義に該当しない．著者らはこれを「左脚ブロック型心室内伝導障害」と名づけ，左脚のみの病変ではなく，左脚を含む広範なびまん性心筋病変によると考えている．

B：左室心生検では，心内膜（E）下に高度の線維化（F），脂肪組織増加（FAT），心筋細胞の配列の乱れ（M）を認めた．本例は，他の循環器専門医により動脈硬化性心臓病と診断されていたが，後に筋強直性ジストロフィーによる特定心筋症であることが判明した．複雑なノッチ（notch，ギザギザ波）を伴う wideQRS 波（fragmented QRS 波，分節化 QRS 波）を示す心電図を見た際には，心筋線維化を考える必要がある．

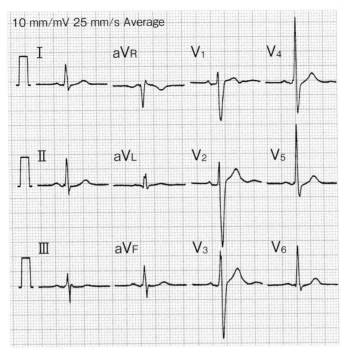

図 13-2　自動診断が心室内伝導遅延と診断した健診例．61 歳，男性
　QRS 軸は正常軸で，QRS 間隔は 130 ms と延長している．正常中隔性 q 波を認めず，QRS 波の起始部に小さいノッチ(notch)があり，何らかの心筋病変の存在が疑われ，精密検査のために循環器内科に紹介したい例である．

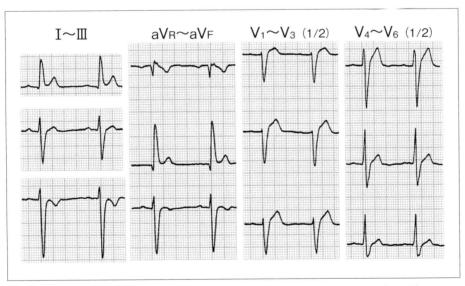

図 13-3　自動診断が非特異的心室内伝導障害＋左室肥大と診断した例．25 歳，男性
　心臓病の既往はない．中隔性 q 波(septal q wave)がなく，QRS 間隔は 140 ms，高度の QRS 軸の左軸偏位(−49 度)を認めた．中隔性 q 波の消失は心室中隔の線維化を疑わせる所見であり，心筋症などの心疾患が疑わしく，要精検として循環器内科に紹介したい例である．

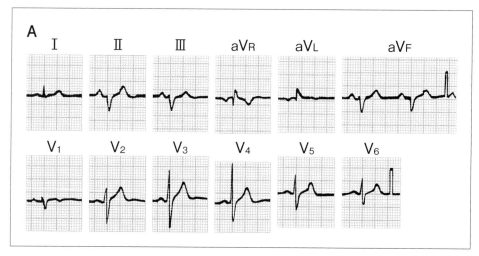

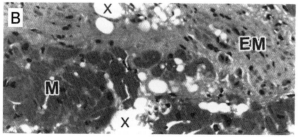

図 13-4 心室内伝導障害＋左軸偏位を示した 42 歳, 男性[6]の心電図(A)と心生検像(B)

A：QRS 軸の著明な左軸偏位, QRS 間隔増大, 中隔性 q 波の減高を認め, 続発性心筋症を疑って詳しく問診したところ, 視野障害があり眼科に紹介した. 眼科での診察, 検査結果では, トキソプラズマ網膜症疑いの所見があるとのことで, 内科的にも心筋炎の合併を考え, 右室心生検を行った.

B：心生検では, 心内膜下の細胞線維性肥厚(EM)が目立ち, その直下の心筋(M)にも泡状の空胞変性病変を認め, 「トキソプラズマ心筋炎の疑い」と診断した. ×印は人工産物(アーチファクト)と思われる. この程度の異常所見は稀ならず認められ(0.2％)[1),2)], 心臓核医学検査などで心病変を描出できる可能性がある.

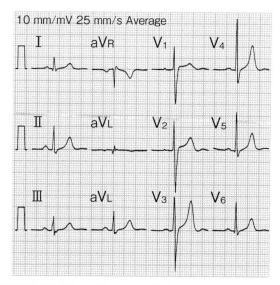

図 13-5 自動診断が心室内伝導遅延と診断した例. 35 歳, 男性

有意な疾患の既往歴なし. このように QRS 間隔＜120 ms にもかかわらず, 「心室内伝導遅延」と診断した例は, 自動診断が異常心電図と診断した検例 1,000 例中 50 例(5％)に認められた. 他方, QRS 間隔≧120 ms 以上の心室内伝導遅延は 10 例(1％)であった.

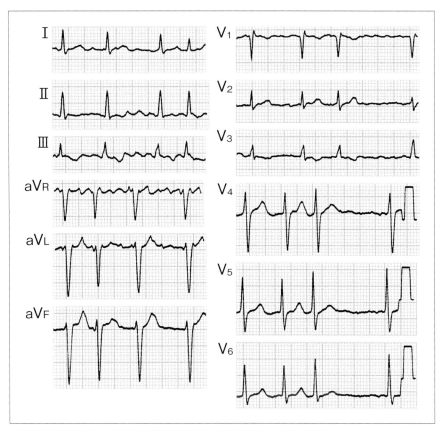

図 13-6 不完全左脚ブロックと自動診断された健診例. 48歳, 男性
特記するような既往歴なし. QRS 間隔は 100 ms であるが, 自動診断は不完全左脚ブロックと診断している. 従来から中隔性 q 波消失所見は, 心室中隔心筋の線維化や変性により生じると説明されているが, この所見は著者らの調査では検診例 1,000 例中 8 例(0.8%)に認められ, この所見を直ちに病的とするのは適切でない. しかし本例は特発性心房細動例であり, 不完全左脚ブロックとの自動診断の打ち出し結果を考慮して, 精密検査を行うことが妥当であると考える.

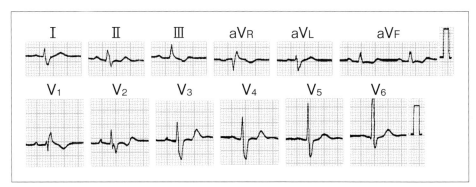

図 13-7 wide QRS 波を示す完全右脚ブロック例. 46歳, 女性
V_2 に S 波の明らかな分裂があり, やや非定型的な右脚ブロック型心室内伝導障害と思われる. 本例は基礎疾患としてサルコイドーシスがあり, 心不全症状も認められたため心生検を行い, 心筋の肉芽腫性病変を認めた.

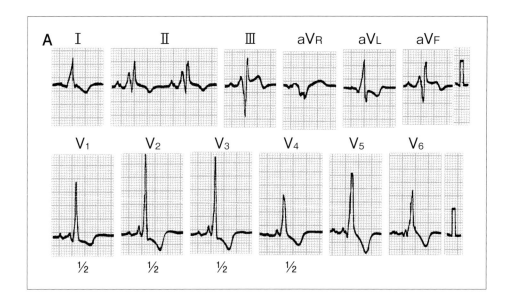

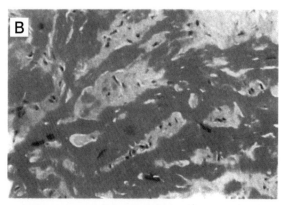

図 13-8　独特の QRS 起始部のギザギザ波を伴う両脚ブロック所見を示した 20 歳, 男性の心電図(A)と剖検心—病理組織像(突然死)(B)（カラー図口絵参照）

　本図は高血圧と拡張相肥大型心筋症を示した双生児の内の 1 人の心電図(図A)と心生検像(図B)である. 臨床的検索を進めていた途中で両名共に突然死し, 剖検所見では両心室全般に肥大型心筋症に特徴的な錯綜配列を伴う奇妙な心筋肥大像(BMHD)を認めた(図B). 心電図所見では, QRS 間隔は 0.20 秒と著明に延長し, V₁ の QRS 波は rsR' 型を示して完全右脚ブロックに対応した所見を示すが, 左室対応誘導(Ⅰ, V₅,₆)には通常右脚ブロック時にみる幅広い S 波を認めず, 極めて非定型的所見を示す. また, V₁₋₆ の QRS 波起始部に幅広い結節(ノッチ)を認め, 著者らが「ギザギザ型波形(jagged pattern)」と呼ぶ所見を認め, 高度の心筋線維化が疑われた. 高血圧と心筋症を双生児に認めた貴重な例である.

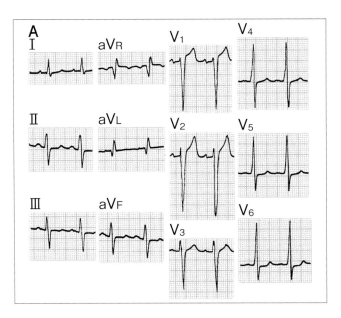

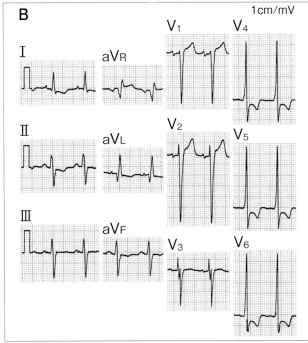

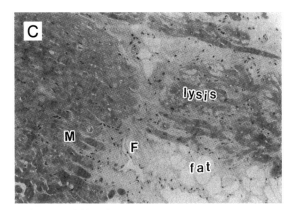

図 13-9 心電図所見の悪化を認めた拡張型心筋症例の意味づけに心生検が有用であった例.
52歳,男性の心電図(A, B)と心生検像(C)(カラー図口絵参照)

10年前にアルコール多飲者にみる拡張型心筋症として入院精査した.その時の右室心生検では心筋細胞の肥大,変性,線維化を認め,著者らが算出した病理組織学的心筋収縮不全度[7]は2度で,予後不良と判定し,10年にわたり経過観察を行った.

心電図(A)は入院当初の臨床的に安定していた時点での記録である.心電図(B)は,Aの10年後の健診時心電図で,ST-T変化の悪化を認めたため要精検と判定した.血行動態的にはさほど悪化所見を認めなかったが,心生検(C)では,心筋細胞の融解消失(lysis),空胞化ないし脂肪変性(fat)を伴う退行性変化を認めた.

心電図で心室内伝導障害(QRS間隔128 ms)とST-T変化の増強を認め,心生検所見の悪化も認められたため生活状態を聴取したところ,多忙な中間管理職でストレスの強い生活が続きアルコール性飲料の過飲が続いていたため,アルコール摂取の抑制,規則的生活,生活の安静化を指導し,数カ月後にはST-T変化は以前の状態に復した.

M:心筋細胞,F:間質線維化.

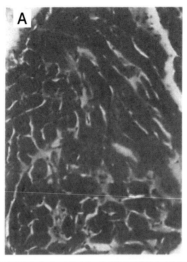

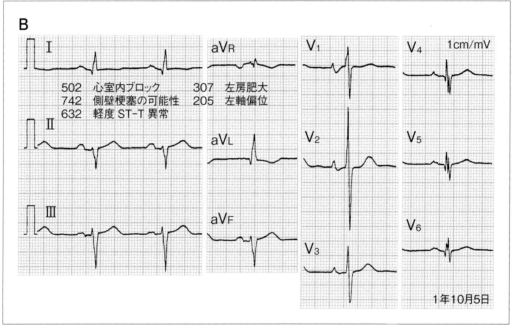

図13-10 ギザギザ型の心室内伝導障害を示す拡張相肥大型心筋症例. 52歳, 女性の右室心生検像(A)と心電図(B) (カラー図口絵参照)

家族性心筋症で, 長男が肥大型心筋症により14歳で突然死している.

この女性は18歳の初診時に入院精査を受けて肥大型心筋症と診断され, V_5のQRS波の高電位とST-T変化を認めた. 本例の右室心生検像(図A)は, 軽度の錯綜配列を伴う奇妙な心筋肥大像[7,8]を示していたが, 徐々に拡張相肥大型心筋症の病態に移行し, 35年後の心電図では図Bに示すような複雑なギザギザ型心室内伝導障害心電図を示した. 経過中に心室頻拍(非持続性)や心房細動(非持続性)が出現したが, 現在はNew York心臓協会(NYHA)の心機能分類Ⅱ度の比較的安定した生活を送っている.

自動診断はこの心電図を側壁心筋梗塞と診断しているが, これが誤った診断であることは明らかである.

表 13-1　不整脈伝導障害型心筋症 (electric disturbance type of cardiomyopathy, ECM) の特徴

心筋症の中には肥大型心筋症 (HCM), 拡張型心筋症 (DCM) の他に, 不整脈伝導障害型心筋症 (ECM) と呼ぶべき病型がある[9),10)].

1. 房室ブロック, 完全右脚ブロック, 完全左脚ブロック, 心室内伝導障害, 心室不整脈, 心房不整脈などを主徴とする.
2. 右室, 左室, 右房の心生検で有意の心筋病変を認める.
3. 原因不明の心筋疾患 (特発性心筋症) と考えられ, 肥大型, 拡張型, 拘束型心筋症の何れにも属さない.
4. 冠動脈造影で有意狭窄を認めない.

2 考察

自動診断が心室内伝導障害 (ないし遅延) と打ち出した際にはどう対処すべきか？

心室内伝導障害 (遅延) (intraventricular conduction disturbance or delay, IVCD) の診断基準は, QRS 間隔≧120 ms とされているが, 自動診断ではしばしば QRS 間隔が 111〜120 ms の例でも心室内伝導障害との診断名が打ち出されている. 著者らは自動診断が打ち出す心室内伝導障害例では, QRS 間隔＝121〜130 ms の例を中等度, ≧130 ms の例を高度心室内伝導障害と診断するのが妥当であると考えている. 従って, **図 13-1, 7, 8, 9, 10** は高度心室内伝導障害に属する. これらの例については, 心生検所見についても検討した[5),11)]. 中でも narrow QRS から wide QRS に進展するような例は高度の心筋病変を持つ可能性がある. このような QRS 間隔の進行性拡大は, 心臓移植適応の判定の際に重要な判断材料の一つになる[8),11)]. QRS 間隔≧124 ms で, 高度の軸偏位 (ヘミブロックなど) や, 心室期外収縮の多発を伴う例では精密検査が必要である. QRS 波の変形, ノッチ, 不規則なギザギザ波形などは注意を要する所見であり, 高度の心室筋の退行変性や線維化の存在を示唆している.

この際に注意すべきことは, 非定型的 WPW 症候群を心室内伝導障害や心筋梗塞と誤らないようにすることである.

また, wide QRS 波を示す心電図を見た際には, 肥大型心筋症, 拡張型心筋症などと共に, 不整脈伝導障害型心筋症についても十分考慮する必要がある (**表 13-1**)[9)].

要約

心電図検診において, 自動診断が心室内伝導障害 (または遅延) との診断結果を打ち出した例には, QRS 間隔＜120 ms の例と≧120 ms の例があるが, 著者らが行った心生検や剖検所見の検討結果から, 後者には高度の心筋病変を持つ例が多かった.

QRS 間隔 120 ms 以上の心室内伝導障害例は, 著者らが行った健診例 16,153 例中 33 例 (0.2%) に認められた[1),2)].

本章ではこのような所見を示す 10 例の心電図を示して解説をした.

- 非定型的左脚ブロック型心電図を示した筋強直性ジストロフィー (44 歳, 男性例).
- 自動診断が心室内伝導障害と診断して何らかの心筋病変の存在が疑われた (61 歳, 男性例).
- 著名な左軸偏位, 中隔性 q 波の消失を認め, 心筋症が疑われた (25 歳, 男性例).
- 著名な左軸偏位を示し, トキソプラズマ心筋炎が疑われた (42 歳, 男性例).
- QRS 間隔＜120 ms で自動診断が心室内伝導遅延と診断した (35 歳, 男性例).
- 自動診断が不完全左脚ブロックと診断した特発性心房細動 (48 歳, 男性例).
- wide QRS 波を示した心サルコイドーシス (46 歳, 女性例).
- ギザギザ型 QRS 波を示す拡張相肥大型心筋症 (20 歳, 男性例).
- 心室内伝導障害と ST-T 変化の悪化を認めた (52 歳, 男性例).
- ギザギザ型 QRS 波を示す拡張相肥大型心筋症 (52

歳,女性例).

文献

1) 北島 敦ら：成人検診 70,524 例のコンピューター診断例と 16,153 例の専門医判定例における心電図異常所見の比較検討．Therap Res. 1999；20：347-350
2) 北島 敦：心臓検診における心臓精密検査例の臨床的・病理学的分析．信州医誌 2000；48：105-120
3) 北島 敦ら：健診で発見された各種の房室ブロック 5 症例の図説．診断と治療 2004；92，177-183
4) 関口守衛ら：健診で発見される右脚ブロックと軸偏位の診断と患者指導ガイダンス（I）．診断と治療 2004；92，725-731
5) 関口守衛ら：心電図・ベクトル心電図から心筋症を診断する．日医報 1978；2818
6) 関口守衛：心電図 Q&A．左脚前枝ブロックを伴う心室内伝導障害．日医報 1979；2894
7) 関口守衛ら；心筋生検．循環器専門医 1999；7：363-375
8) 布田伸一，関口守衛ら：慢性右室負荷心の右室心内膜心筋生検所見・肥大型心筋症との比較検討を中心に．心臓 1985；17：3-11
9) 関口守衛ら：不整脈，伝導障害を主徴とする心筋症（ECM）の提唱．日本臨牀 1991；49：71-80
10) 関口守衛ら：心電図経過から心筋症，肺疾患の重症度を知り心臓移植適応を考える．診断と治療 2000；88：865-871
11) 今井千美：特発性心筋症の心電図およびベクトル心電図―肥大型心筋症とうっ血型心筋症の比較検討および心内膜心筋生検との対比．東女医大誌 1974；50：1071-1094

COLUMN

不整脈伝導障害型心筋症の提唱

　一般的に心筋症は臨床的立場から，肥大型心筋症(HCM)，拡張型心筋症(DCM)，拘束型心筋症(RCM)に分類されているが，そのいずれにも該当せず，不整脈伝導障害を主徴とする病型があると考えられる．そこで，心生検所見のうち，①心筋肥大，②心筋細胞変性，③心筋線維化，④心筋配列の乱れ のうち，後3者のいずれか1つが2+以上の病変を示し，4者の病変スコア合計が4点以上を有意病変と規定し，心筋症で心生検を行った症例全例において該当例を分析した．その結果，高度房室ブロック13/50(26%)，左脚ブロック2/8(25%)，他の心室内伝導障害1/4(25%)，心室期外収縮3/13(23%)，洞不全症候群(右室心生検所見)13/27(48%)例を認めた．これら不整脈伝導障害型心筋症(ECM)というべき症例は心生検を行ったHCM，DCM，RCMを含む573例の心筋症症例の中では85例(14.8%)の頻度であった．

　以上の事実から心筋症の一型として non-hypertrophic, non-dilated, electric disturebance type of cardiomyopathy(ECM)が存在することを提唱したい．

　不整脈の心電図を見る際に，家族性に出現する不整脈を見た際や，原因不明の複雑な不整脈を示す例に遭遇した際には，この「不整脈伝導障害型心筋症」の可能性を考慮に入れ，家族歴の詳しい聴取，さらに心生検を実施出来る循環器専門病院への紹介なども考慮に入れることが必要である．

　ECMはnon-HCM，non-DCMとして存在することを示す．

　図に示す心臓模型の中に病変の分布状態を示す．×印はHCMに特徴的にみられる錯綜配列を伴う奇妙な心筋肥大(BMHD)，・印は心筋の線維化ないし変性，斜線部は心内膜の著しい線維性肥厚を示す．ECMにおいては病変が心房，心室中隔上部，心筋内局在性を示していることに注目．

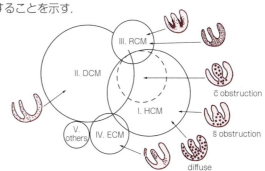

特発性心筋症とその類縁疾患の位置づけ，頻度と病変分布を表す模式図[1]

1) 関口守衛ほか：不整脈，伝導障害を主徴とする心筋症(ECM)の提唱．日本臨床 1991；49：71-80

第14章 心雑音で発見される心疾患のプライマリー診断

はじめに

　この章では，プライマリーケア医師が心雑音に気づいたのがきっかけになって紹介された例を示し，心雑音を示す例に臨床の場でどのように対応すべきかについて解説する．また一般医師の方々が心雑音の聴診に習熟する助けに供するために，著者らが考案した心音シュミレーション学習手技について解説する．

　図 14-1 にこのシュミレーションの実施法を示す．聴診器の膜面を左手で握りしめ，左手背を右示指で矢印の方向にこすると，実際の心雑音に類似した音を聴診器を通じて聴くことができる．図 14-2, 3 左図に示すように，手背に心音図の模式図を描き，右図に手指の擦り方を示す．その際，右手指での擦り方により，図 14-2, 3 の A-F に示すような 6 種類の代表的心雑音を模擬聴診することができる．図 14-4 は，図 14-2, 3 のシュミレーションの A-F 図に対応した実際の心音図を示す．

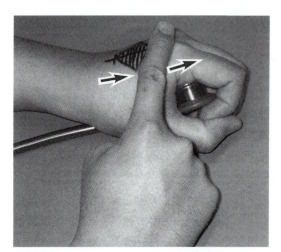

図 14-1　心雑音聴診法習熟のために著者が考案した方法(関口)
　聴診器の膜面を左手で握りしめ，左手背を右示指で矢印の方向にこすると，実際の心雑音に似た音を聴診器を通じて聴くことができる．

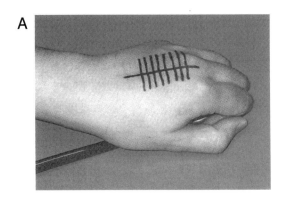
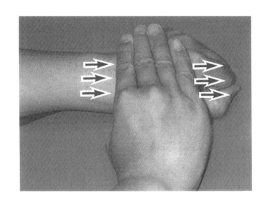

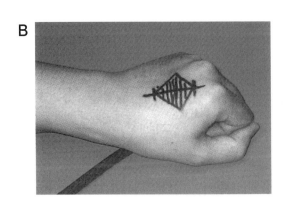
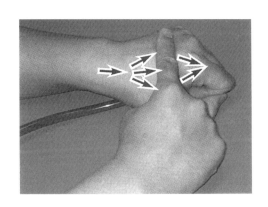

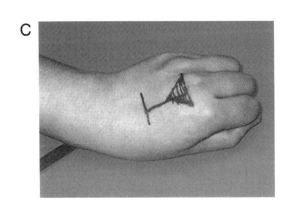
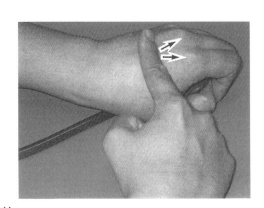

図 14-2　収縮期雑音のシュミレーション学習手技

A. 全収縮期雑音：左図に心音図波形を示す．右図に示すように 4 本の手指で右方へ擦るとザァー，ザァーという音を聴取できる．心室中隔欠損症，僧帽弁逆流（僧帽弁閉鎖不全症）の際の模擬音である．

B. 収縮期駆出性雑音：漸増，漸減する心雑音の強さを，右図に示すように，指の圧迫の強さを変えて擦ることにより実際の心雑音に類似した漸増・漸減型の収縮期駆出性雑音を模擬できる．大動脈弁狭窄や肺動脈弁狭窄の際の心雑音の模擬音である．

C. 収縮期雑音：収縮期の後半から右図に示すような指の圧迫擦りの程度を強めていくと収縮後期雑音を模擬できる．

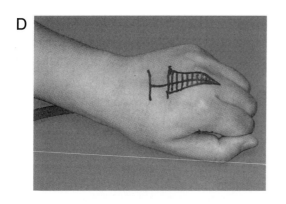
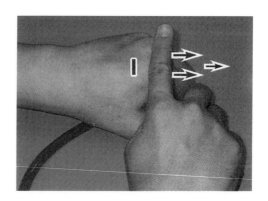
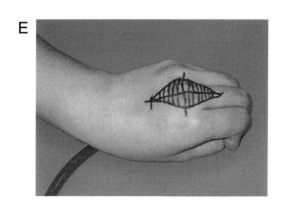
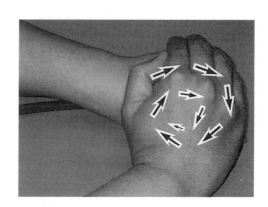
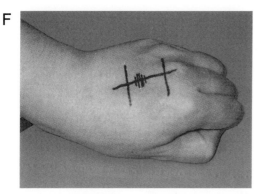
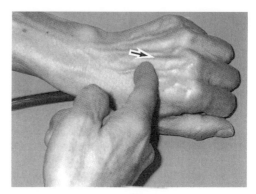

図14-3 拡張期雑音，連続性雑音および機能性雑音のシュミレーション学習手技

D. 拡張期雑音：第Ⅰ心音（S_1）に相当して右手示指でトンと叩き，その後で第Ⅱ心音（S_2）のところから右方に「サーッ」と速く指を走らせると大動脈弁逆流（大動脈弁閉鎖不全症）の典型的雑音を模擬できる．

E. 連続性雑音：右図に示すように，右手掌全体で矢印方向に左手の握りこぶしを撫でるようにしながら渦巻状に擦りこむと，動脈管開存症や冠動静脈瘻の際と同様の連続性心雑音の模擬音を聴取できる．

F. 機能性雑音：右図に示すように右示指の爪を立てるようにして，爪の甲で右方（矢印方向）にごく短時間軽く擦ると，第Ⅰ心音と第Ⅱ心音の間の持続が短い楽音（musical）調のやや高調な収縮期雑音として，機能性心雑音を模擬できる．

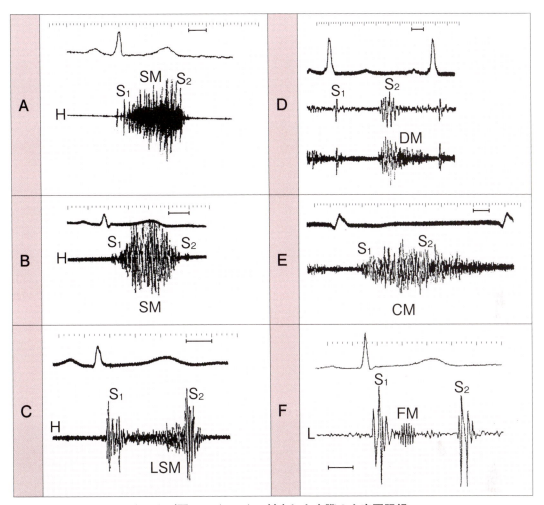

図14-4 図14-2（A～C）および図14-3（D～F）に対応した実際の心音図記録
 A．全収縮期雑音（心室中隔欠損症）：Ⅰ音（S_1）とⅡ音（S_2）の間の全収縮期にわたる心雑音（SM）を認める．
 B．収縮期駆出性雑音（大動脈弁狭窄症）
 C．収縮後期雑音（乳頭筋不全症）
 D．拡張期雑音（大動脈弁閉鎖不全症）DM：拡張期漸減性雑音
 E．連続性雑音（動脈管開存症）：Ⅰ音（S_1）からⅡ音（S_2）を越えて，収縮期のみならず拡張期に及ぶ連続性心雑音を認める．
 F．機能性収縮期雑音（いわゆる無害性雑音）：functional murmur ないし innocent murmur と呼ばれるもので，高調であるが弱い楽音（musical）調を示す．
  スケールは 0.1 秒．

1 3 症例の提示

症例1 74歳ではじめて大動脈弁逆流が発見され人工弁手術を受けた例．74歳，男性（元会社役員）（図14-5）

過去10年間は健診を受けていなかった．1995年に高齢者健診で心拡大と心雑音を指摘され，S病院に紹介された．胸骨左縁，第4肋間に3/6度の拡張期漸減性雑音と，Ⅲ音（S_3）を聴取した．心電図は左室肥大所見を示した（図A）．胸部X線写真では，心胸郭比59.9％と左室拡大を認めた．5，6年前に酒に酔い転倒して胸部を打撲し，肋骨を骨折したとのことである．リウマチ熱の既往歴はない．心機能はNew York心臓協会（NYHA）分類Ⅱ度程度で，階段を昇る時に息切れがする．心エコー図では大動脈弁閉鎖不全症所見．心臓核医学検査では心筋層の菲薄化を認めた．血管造影では，図Bに示すようにⅢ度の大動脈弁逆流を認めた．左室収縮は不良で，拡張型心筋症様であった．1996年5月に大動脈弁置換術を受け，術後経過は良好であった．しかし，2001年以後は脳梗塞様発作が頻発するようになり，2001年4月に脳出血のため死亡した．

◀コメント▶ 本例は大動脈弁閉鎖不全症を思わせる心雑音が発見の端緒となり，病状判定から重症と考えられ，弁置換手術を受けた．術後はワーファリン内服を継続していたにもかかわらず，脳梗塞を思わせる小発作が頻発し，重症脳血管障害症状と推定される発作を起こして死亡した．

健診発見例であったが，このように心臓手術を行った方が良かったのか，あるいは経過観察で良かったのかの判断に迷う例である．本例では重症大動脈弁閉鎖不全症があり，突然死や左心不全の出現が危惧されたため，大動脈弁置換術を行った．しかし，その後の経過中に脳血管障害を発症して死亡したことは残念である．

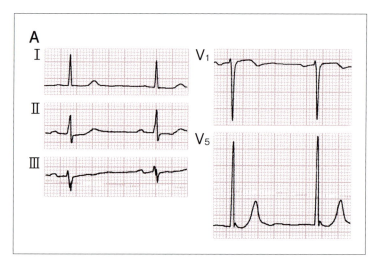 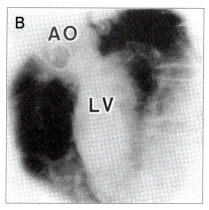

図14-5 症例1の心電図（A）と左室造影所見（B）
QRS軸は左軸偏位を示し，QRS波の高電圧（左室肥大）およびV₅にJ波を認める（側方早期再分極）．
1 mV＝10 mm．AO：大動脈，LV：左室．

症例2 ハンドル外傷(steering wheel injury)による僧帽弁逆流症を発見．60歳，男性（コンビニ経営者）
（図14-6）

主訴：全身倦怠感，息切れ

既往歴：5年前に高血圧を指摘されたが放置していた．1992年秋，自動車運転中にガードレールに衝突し，自動車のハンドルで胸部を強打した．意識障害や外傷はなく，胸痛と息切れが出現したが，2，3日で消失したため放置していた．1995年6月(3年後)に全身倦怠感のため近医を受診し，心雑音を指摘されてS病院に紹介された(1995年7月)．受診時の聴診所見では，心尖部に4/6度の全収縮期性雑音，Ⅲ音を聴取した．また心電図では心房細動を認めた（図14-6）．心エコー図では僧帽弁後尖逸脱と腱索断裂を認めた．そのため「ハンドル外傷による僧帽弁逆流症」と診断した．心臓カテーテル検査では僧帽弁逆流は高度(Sellers分類Ⅳ度)で，両心房の拡大を認めた．本例には1996年4月に弁置換でなく，僧帽弁形成手術を行い，その後の経過は順調である．

◀コメント▶ 本例はハンドル外傷の典型的病歴を示した例である．ハンドル外傷の際には，僧帽弁腱索に圧力が加わり，腱索断裂を起こすことが広く知られている．元来，僧帽弁逸脱やfloppy valveなどがある例ではハンドル外傷により腱索断裂を起こし易いが，本例ではこれらの合併は認められなかった．本例では僧帽弁逸脱にしばしば伴うマルファン症候群の合併も認めず，純粋なハンドル外傷による僧帽弁閉鎖不全症と考えられた．心雑音により発見された例であるが，問診の際に交通事故などによる胸部打撲の有無について聞くことも非常に大切である．

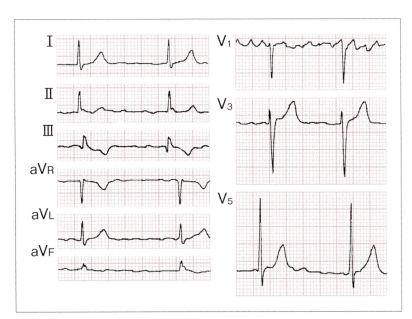

図14-6 症例2の心電図
　　心房細動と心筋障害(Ⅱ，aVFのST低下とaVFの陰性T波)を認める．

症例3　収縮後期雑音から僧帽弁逸脱症を診断．20歳，女性（大学生）（図14-7）

風邪のため近医を受診して心雑音を指摘され，S病院を紹介された．体型は細長型で，マルファン症候群に典型的な体型ではないが，扁平胸，漏斗胸（軽度）および脊柱側弯を認めた．また家族歴で弟に大動脈弁閉鎖不全症があり，僧帽弁逸脱を疑った．心音図（図14-7）ではクリック音と収縮後期雑音があり，心エコー図で僧帽弁前尖逸脱を認めた．

◀コメント▶　僧帽弁逸脱が疑わしい例では，クリック音の有無を検討することが大切である．このような例では深吸気時にI音の分裂を認める．また本例のように収縮後期雑音を聴取する例もある．収縮後期雑音を聴取する例では僧帽弁逸脱や乳頭筋不全を疑う必要がある．本例の心電図は軽度の右軸偏位を示していた．心胸郭比は40％で，いわゆる立位心である．このような例はsmall heart症候群と呼ばれ，僧帽弁逸脱を起こし易い．

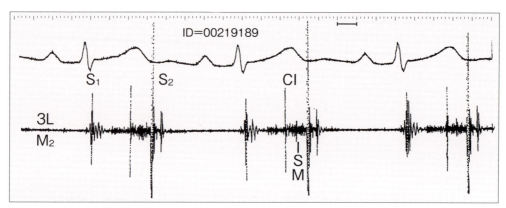

図14-7　症例3の心音図
　M_2：フィルター中音記録，スケールは0.1秒，SM：収縮期雑音

2　心雑音の聴診技術習熟の学習法

著者の一人，関口は東京女子医科大学心研で20年間，信州大学内科で10年間，通算30年間にわたり循環器学の教職にあり，どのようにして医学生に心音の聴診法を教えるべきかについて試行錯誤を繰り返してきた．一般に心音の学習には，CD，DVDなどが用いられているが[1]，それには教育用機器や教材が必要である．そのために，より簡易で効率的な聴診技術習熟方法について種々模索した結果，「聴診器を手掌でつかみ，手背をこすってみたらどうであろうか？」と思いつき，試行してみたところ，これが簡易で，かつ効果的な心音聴診習熟法であることに気づき，その後各種心音および心雑音法のシュミレーション法を考案した．それが図14-1〜3に示した心音・心雑音シュミレーション学習法である．

図14-1〜3では一般的な心音心雑音のみのシュミレーション法について解説したが，僧帽弁狭窄症の拡張期輪転様雑音（rumble），ギャロップ音（心不全），心膜摩擦音（心膜炎）などもシュミレーションすることができる[2),3)]．

心音図についての系統的解説については，文献1），4）を参照して頂きたい．

一般に健診に従事する医師は，循環器専門医でない場合が多く，本章で示した心音シュミレーション法などを用いて心音聴診技術を習得し，心雑音の種類，性状，最強点の部位などを健診記録に記入しておくと有用な診断情報になる．

要約

本章では，心雑音がきっかけとなって重要な心疾患を見出した3例を示した．

- 高齢者健診で見つかった大動脈弁逆流症(74歳，男性例)．
- 自動車ハンドル外傷(steering wheel injury)による僧帽弁逆流症(60歳，男性例)．
- 収縮期心雑音を示した僧帽弁逸脱症(20歳，女性例)．

また，プライマリーケア医が遭遇する頻度が高い代表的心雑音の独特の方法による聴診技術習熟法(簡単な心音シュミレーション手技)について詳しく解説した．

文献

1) 沢山俊民：CDによる聴診トレーニング．南江堂，1992
2) 関口守衛，小島昌治：心臓・血管系の基本的診療法．診断と治療 1999；87：2111-2117
3) 関口守衛，小島昌治：右心不全を知るための正調頸静脈診察法．診断と治療 1999；87：1795-1801
4) 関口守衛(分担監修)：心音図．金井 泉，金井正光編著，臨床検査法提要．pp.1516-1531，金原出版，1993

第15章

突然死ないしニアミスを予知できる心電図

はじめに

健診（検診）時や心臓病らしい症状が出現したために医師を受診した際には，心電図記録がルーチン検査の1つとして行われる．この際，心電図所見が正常であれば問題はないが，何らかの異常所見があり，それが突然死（sudden death，SD）ないしニアミス（これを突然死症候群と名づけたい）と関連する所見である場合，担当医の心電図診断能力が非常に重要である[1)-13)]．例えば，Brugada症候群のcoved型波形[9)]や不整脈原性右室心筋症[8), 13)]の際のV$_1$のイプシロン波などの特徴的波形を見逃した場合，将来起こり得る致命的な悪性不整脈（放置すると短時間で死亡する危険度が高い不整脈）を予防できなくなるため，心しておかなければならない．

また心電図自動診断が正常と判定しても，そうでない場合が多くあり，時には突然死症候群を示唆する所見を見落とす場合も少なくないことを念頭に置く必要がある．

本章では突然死症候群に関連した心電図を示す．図15-1は心臓突然死を引き起こす代表的疾患の1つである心サルコイドーシスの心筋組織像と心電図である．

最近，心肺蘇生術の実施や自動体外式除細動器（AED）の使用を一般市民が行ってよいとする厚生労働省の指針が出されたので[14)]，それを具現化するための著者らの試案も付す．

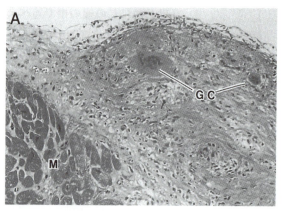

右室心生検像（A）では，心内膜面に大きい肉芽腫の形成があり，巨細胞（GC）も認められる．
M：心筋

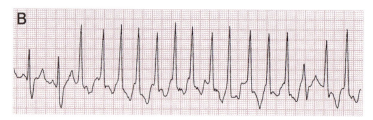

Bは同一例ではないが，心サルコイドーシス例に認められた心室頻拍のホルター心電図記録を示す．このような心電図所見は突然死と密接に関連する所見として治療，出現予防に努めなければならない．

図15-1　心サルコイドーシスの右室心生検像（A）と心室不整脈（B）（カラー図口絵参照）

1 8症例の提示

以下，症例 1~8 について心電図を示し，そのプロフィールと臨床上の問題点について説明する．心臓起因の突然死を予防するために，著者らが全ての心疾患例に共通して生活指導しているキーワードは，右記の「4つのやるな」（関口語録）[1)]である．

表 15-1 に著者らが考案した突然死症候群予防のためのチェックリストを示す．

【4つのやるな】
① **急に走り出すな**（駆け込み乗車を含む）
② **押すな**（引っ越しの際などの冷蔵庫移動，雪かき，腕立て伏せ，など）
③ **引っ張るな**（綱引き大会，エキスパンダー，など）
④ **持ち上げるな**（重い鞄やスーツケースを持って階段を上る，など）

表 15-1 突然死症候群予防のためのチェックリスト（sudden death list, SDL）
（関口守衛，北島 敦 試案，2012）

急性循環不全のエピソードが起こる要因（A 項目），そのような危険な状態が継続する要因（B 項目）および突然死の直接要因（C 項目）の 3 要因により突然死がおこり易くなる．

【A 項目（急性循環不全のエピソードが起こる要因）】
1. 悪性（致死的）不整脈（心室頻拍，心室細動，高度房室ブロックなどの症歴の有無），急性循環不全のエピソードがある．
2. 運動負荷の際，心拍数増加や血圧上昇などの正常反応を示さず，著しい血圧低下，虚脱状態が出現したことがある．

【B 項目（継続的要因）】
1. 働きざかりの年齢（男 45 歳，女 50 歳以上）
2. 心臓病の基礎疾患や要注意の心電図所見がある．（この場合は年齢に無関係）
3. 近親者に突然死，心筋症，若くしてペースメーカを入れている人がいる．
4. 生活習慣病（脂質異常症，糖尿病，高血圧，肥満，喫煙歴など）がある．
5. A タイプ人間（モーレツ人間，仕事中心，勝ち気，多忙など）
6. ストレスがある（配偶者の死別，人間関係のいざこざ，ノルマ達成など）
7. 蓄積疲労（過労，睡眠不足など）
8. アルコール過飲

【C 項目（直接の要因）】
1. 急激な過緊張ないし身体的過負荷（スポーツ，ことにサッカー，バスケットボール，ゴルフ，急に走り出す，など）
2. 災害事故の発生（天災，交通事故，犯罪など）
3. 心筋梗塞，重症狭心症，不整脈などの出現時

【判定法】
　A 項目のエピソード：各 5 点
　B 項目のエピソード：各 1 点
　　5 点以上ある場合—危険
　　3 点以上ある場合—要注意
　　2 点以上ある場合—注意
　A 項目に C 項目が加わった際には 1 項目でも危険 − 3 点

【判定スコアの評価法】
　下記 1~3 に該当する場合は危険度が極めて高いと評価される．
　1. A 項目があるとき，
　2. A, B, C 項目の 2 項目以上が重なったとき，
　3. A＋B＋C が 5 点以上になったとき．

症例1　カラオケを歌っている最中に倒れた例．66歳，女性（図15-2）

20年以上前から高安病，大動脈弁逆流症，腎障害，心不全があったが，比較的に落ち着いた生活をしていた．しかし，コーラスグループ数人と連れ立ってカラオケに行き，3曲目を歌っている最中に突然死した．心電図は左室肥大，ST-T変化，左室対応誘導で陰性U波を認め，重度の大動脈弁逆流症による心筋障害があると思われる例である．

◀ポイント▶ カラオケぐらいは大丈夫だと思ったことが不幸を招いた．カラオケは3曲目が危ない．大動脈弁逆流症では突然死の危険があることを知っておく必要がある．心臓事故予防のためには，前述の「4つのやるな」[1]（137頁）を励行すべきである．

　SDLスコア：A0＋B2＋C3＝5

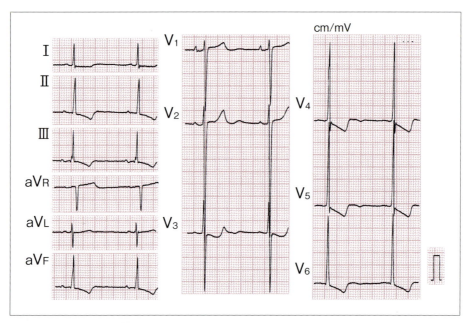

図15-2　症例1の心電図

症例2　狭心症が発現した明らかな心雑音がある大動脈狭窄（図15-3）

大動脈弁狭窄症の末期には，心内膜下筋層の心筋障害が生じ，心不全や急死を起こす例がある．ことに50～60歳以上の例は要注意である．

◀ポイント▶ 大動脈弁狭窄症のハイリスク例の心電図としてこの心電図を示しておく．

　SDLスコア：A0＋B3＋C0＝3

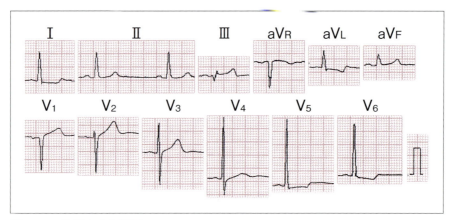

図15-3　症例2の心電図

症例 3　心電図を見るだけで肥大型心筋症と診断できる典型例（図15-4）

このような心電図所見は，成人検診 50,000 例中約 50 例 (0.1%) に認められる．本例は他医により昨年度の検診では「心筋梗塞疑い」と診断されていた．今回の検診で心筋症の疑いとして循環器専門医に紹介し，心エコー図検査を依頼した．

◀ポイント▶　このような心電図をみたら，突然死ないしニアミスの危険があるため，「4つのやるな」[1])を守るようにアドバイスする必要がある．

　SDLスコア：A0＋B2＋C0＝2

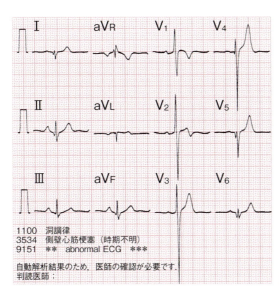

図15-4　症例3の心電図

症例 4　QT間隔延長を示した心筋梗塞例に心室頻拍が発現し，救急搬送直後に心室細動が出現した例．80歳，男性（図15-5）

QT間隔延長を示す陳旧性心筋梗塞例に心室期外収縮が出現すると，心室頻拍や心室細動に移行し易いことは全ての医師が知っておくべき注意点である．本例では植込み型除細動器（ICD）を装着し，アミオダロン内服を続けることにより安定した経過を示している．

◀ポイント▶　QT間隔延長がある例では，R on T型心室期外収縮が出現していないかどうかに注意を払う必要がある．

　SDLスコア：A5＋B2＋C0＝7

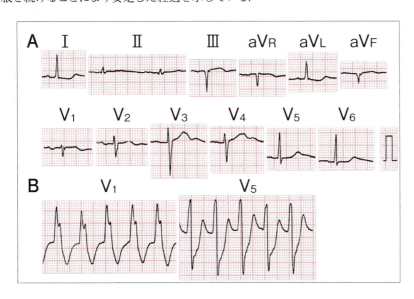

図15-5　症例4の心電図

症例 5　陳旧性心筋梗塞で，心室期外収縮の連発を認めた例．78 歳，男性（図 15-6）

陳旧性心筋梗塞で多源性心室期外収縮やその連発を認めた場合は，年齢にかかわらず積極的対策をとるべきである．

本例は陳旧性心筋梗塞症のため長期観察（20 数年）を受けていたが，不安定狭心症が出現し，悪性心室不整脈を認めるようになったため，アミオダロン投与や植込み型除細動器（ICD）の植込みが必要と考え，検査入院して冠状動脈造影検査を行ったところ，状態が不安定化して臨床症状が悪化した．

◀ポイント▶　これまで安定していた病態が急激に不安定化した際には，速やかな対策をとる必要がある．

SDL スコア：A0＋B3＋C0＝3

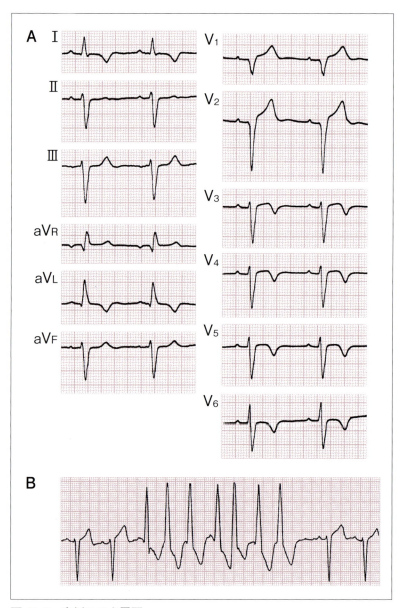

図 15-6　症例 5 の心電図

症例6　ギザギザ型波形（分節化QRS波；fragmented QRS wave）を見たら心不全や悪性不整脈に注目せよ（図15-7）

本例は12歳，女児で，6年前にはQRS波の高電圧とST-T変化を認めた．当時の心エコー図所見は不明であるが，今回行った心エコー図では，心室中隔肥厚を伴う拡張相肥大型心筋症の所見を示していた．

II, III, aV_L, aV_F, V_{1-4}などのQRS波に著明な結節，分裂があり，ギザギザ型を示し，肢誘導，V_{1,2,6}のR波減高，QRS間隔拡大（0.128 sec）などの所見を伴っている（分節化QRS波；fragmented QRS wave）．このような所見は，心筋の高度線維化の表現と考えられ，重症心筋症を想起させるが，実生活は健康人と同様の社会生活を送っている例が多い．このような所見は稀ではあるが，健診例に認めることがあるため注意を要する．

◀ポイント▶ ギザギザ型QRS波形（fragmented QRS wave）は，高度の心筋病変の表現であるため注意を要する．

SDLスコア：A0＋B2＋C0＝2

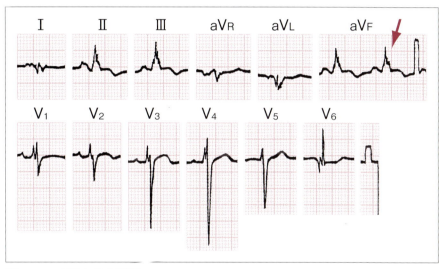

図15-7　症例6の心電図

症例7　心室頻拍が反復出没して心室細動に移行して突然死を起こす不整脈原性右室心筋症（arrhythmogenic right ventricular cardiomyopathy, ARVC）[8]の典型例．23歳，男性（図15-8）

本例の心電図所見の特徴は，図A（V_1）の矢印に示すイプシロン波（QRS波終了時点で認められるr'様の波）と図Bのホルター心電図に記録された心室頻拍（VT）である．

◀ポイント▶ 心室頻拍をみた際には，不整脈原性右室心筋症やABCDE症候群（2.考察の(4)参照）を考えよ．治療法としてはアミオダロン投与が有効である．

SDLスコア：A5＋B2＋C0＝7

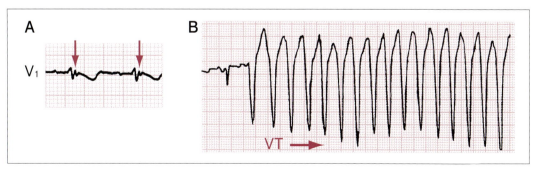

図15-8　症例7の心電図

症例8 Brugada型心電図に特有なV₁のcoved型波形と特発性心室細動．48歳，男性（図15-9）

明らかな基礎心疾患がない人が突然失神したら，Brugada症候群を考える必要がある．本症では，基礎心電図のV$_{1-3}$の少なくとも1誘導の心室群波形がcoved型と呼ばれる特有の心室群波形を示す．coved型という言葉の意味は，「天井と壁の接合部が凹型になった，弓形折り上げの」，「入り江」などの訳があるが，実際の心電図波形と関連付けた印象を与え難い．

コンサイス英和辞典には「峡谷」という意味も記されており，渓谷の谷が急峻に谷底に落ち込むような傾斜面を作る様子が，本症の心電図で，著明に高位を示すJ点からST部が急峻に下降して陰性T波に移行する所見とよく対応する印象を受ける．日本不整脈心電学会は，covedという言葉の訳として「弓状型」という表現を用いている．

著者ら[9]は一般検診50,000例中5例（0.01%）にこの所見を認めたが，このような所見を認めたからと言って「あなたの心電図は突然死の可能性を示唆する所見を示している」などと説明することは絶対にしてはならない．著者らは，この心電図波形を自動診断できるように自動診断解析ソフトを改善することをメーカーに助言していたが，最近実用化された．

◀ポイント▶ 特有の波形を示すブルガダ型心電図を示す例では心室細動(VF)が生じ得る．

SDLスコア：A5＋B2＋C0＝7

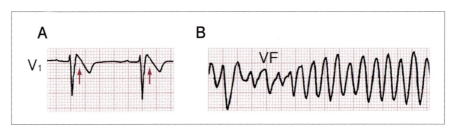

図15-9 症例8の心電図

2 考察

「あなたの心電図には突然死の危険を示す所見がある」と言ってよいか？

「はじめに」の項で述べたように，心電図所見から突然死，瞬間死，急死（発症1～2日で悪性不整脈，心不全により死亡）が予想される場合，医師は何らかの予防対策をとらなければならない．そのような状態の判定に**表15-1**が役立つ．**表15-2**に早急な治療を必要とする悪性不整脈を示す．

本章で示した8例のような心電図を見た際，「あなたは突然死する可能性がありますから気を付けて下さい」などと被検者に説明したら，被検者（あえて患者とは言えない）は強いショックを受けるであろう．

このような場合にどのように対応するかを以下に項目をあげて説明する．

(1)「あなたの心電図は大したことはありません．大丈夫です．」「生まれつきの心電図です．」などと説明を受けると，一寸安心はするけれどもなお不安が残

表15-2 悪性不整脈とは

① 心室細動
② 持続性心室頻拍
③ トルサード・ド・ポワント（torsades de pointes, TdP）
④ 高度（ないし完全）房室ブロック
⑤ 高度洞不全症候群

る．このような場合には，セカンドオピニオンを求めるように奨めるのが良い．

(2) 医師が循環器専門医でない場合は，然るべき専門医に紹介状を書いて精査を依頼する．

(3) より詳しい検査情報を得るためにホルター心電図を記録し，日常生活における運動やストレッサーの影響を見る．また心エコー図検査を行い心疾患の内容把握に努める．

(4) 突然死症候群では，いわゆる生活習慣病だけを考えず，心筋症や著者らが提唱するABCDE症候群についても考慮する必要がある[8),9)]．

ABCDE症候群とは，arrhythmogenicity, Brugada syndrome, competitive sports, death (especially sudden death) および electric disturbance type cardiomyopathy の5病態の頭文字をとって，総括的にABCDE症候群と名付けた概念で，これらを総合的に考えた上で指導する必要がある．

(5) 突然死症候群でハイリスク[1)-3)]と考えられる例では，心肺蘇生法(CPR)，植込み型除細動器(ICD)[12)]の植込みを行える施設に予め連絡をとっておき，いざという場合にはボランティア的レスキュー員の手助けを借りなければならない．各都道府県の消防救急部門，日本赤十字協会，日本循環器学会AED講習会などがこれらについての教育活動を行っている．

2004年7月13日の朝日新聞記事[14)]は，心肺蘇生術や自動体外式除細動器の普及の遅れを指摘しているが，著者らは，スポーツ活動の際に突然死の頻度が高いため，観戦者の発症よりも，競技者自体の発症に焦点を当てた対策をとることが必要であると考えている．

要約

突然死ないしニアミス(突然死症候群)を予告する心電図所見は，注意深く心電図を見れば比較的容易に認識できることを自験8例の心電図で示した．このような心電図所見を見た際には，適切な生活指導(急死を起こす危険がある運動の禁止)，適切な抗不整脈薬使用，植込み型除細動器(ICD)植込みなどの対応をとることにより急死予防が可能であることを強調したい．また心停止などの緊急事態が目前で発症した場合に，心肺蘇生術，簡易救命器などを使用できる環境整備と操作の普及を図ることが必要である．

文献

1) 関口守衛：失神ないし突然死を起こす心・肺・脳疾患のプライマリケア—30症例のQ&A．診断と治療 2002；90：1-7
2) 関口守衛：急性心臓ポンプ失調ないしニアミスを生じる心疾患図説．診断と治療 2002；90：325-331
3) 関口守衛：失神をみたら，救急Q&A．臨床医 2004；30：114-118
4) 関口守衛ら：心電図経過から心筋症，肺疾患の重症度を知り心臓移植適応を考える．診断と治療 2000；88：865-871
5) 北島敦ら：健診で発見された各種の房室ブロック5症例の図説．診断と治療 2004；99：177-183
6) 河村剛史：運動中の心臓突然死—危険因子と予防をめぐって．日本醫事新報 2003；4155：1-8
7) 新村一郎：健康とみなされている子供たちの心臓急死—特に不整脈死について．診断と治療 2003；91：373-379
8) 関口守衛ら：不整脈原性右室心筋症ないし異形成症(ARVC/D)．日本臨牀 2000；58：108-116
9) 関口守衛ら：心電図自動診断の不完全右脚ブロック，RSR，右室伝導遅延は右室負荷なのかBrugada型突然死予備軍なのか．診断と治療 2000；88：2137-2143
10) 関口守衛，山辺美夫：改訂された心肺蘇生法(CRP)—2000の普及を願って．診断と治療 2001；89：885-891
11) 関口守衛，山辺美夫：心肺蘇生(CPR)2002，一般市民が使える自動体外式除細動器(AED)を加える常識．診断と治療 2002；90：1711-1717
12) 関口守衛：非医師によるCPR+AED(自動体外式除細動器)の必要性．消防防災 2002；秋季号：7-14
13) 磯部光章，奥村謙：Electrocardiography A to Z．心電図のリズムと波を見極める．日本医師会誌 2015；144：特別号(2)
14) 朝日新聞夕刊一面記事：心停止に電気ショック—一般人も使用可能．2004年7月13日

第16章

ST-T変化の読み方と対応

はじめに

　健診（検診），人間ドックなどでの心臓病の精密検査の際には心電図検査は必ず実施される[1,2]．最近は自動診断が普及し，ST-T 変化，ST 上昇[3]，ST 低下などの種々の診断名が打ち出されるが，それをそのまま心電図所見として被検者に連絡しても，被検者はその意義を理解できない．そのために「心筋障害」という概括的診断名がつけられる場合が多いが，この診断名の臨床的意義はそれを用いる医師により異なる可能性がある[1-3]．

　本章では，種々の ST-T 変化を臨床的にどのように診断，評価するかについて実例をあげて解説し，それらの鑑別診断に役立てたい．なお健診ではほとんど遭遇しない急性心筋梗塞症や不安定狭心症の際の ST 上昇や異常 Q 波を伴う ST 変化[4]など，種々の ST 変化があるが，この章では比較的安定した ST 変化を示す諸病型の鑑別を中心に述べる．

1 6症例の提示

症例1　軽度のST低下を認め，数年後に心不全，不整脈が出現した53歳，男性（図16-1）

　数年前から健診時に心電図異常を指摘されていたが（図C），無症状のため放置していた．1997年4月，日常労作時に息切れが出現し，拡張型心筋症と診断されて経過観察を受けていた．ホルター心電図では心室期外収縮を 1,500 個/日認め，triplet 3個と couplet 8個を認めた．期外収縮はLown分類IVbに分類され，重症度が高いため，1998年6月，S病院を受診した．その時点の心電図を図Aに示す．心臓カテーテル検査を実施したが，血行動態的には心不全を反映する所見は認めなかった．しかし，心室造影で拡張型心筋症に一致する所見[4]を認め，右室心生検を行った（図B）．

　本例の原因については特発性心筋炎の反復により生じたものかどうかの判定は困難である．8年前の健診時に記録した心電図（図C）のII，III，aVF，$V_{5,6}$ 誘導に軽度のST低下を認めており，その後は現在までに心疾患が徐々に進行したことがうかがわれた．

　本例では，αβ遮断薬を継続内服して順調な経過をたどっている．経過中に約20連発の短時間持続する心室頻拍を生じたことがあるが，その後は不整脈の出現はなく，心機能も New York 心臓協会（NYHA）分類 II 度の安定した生活を送っている．

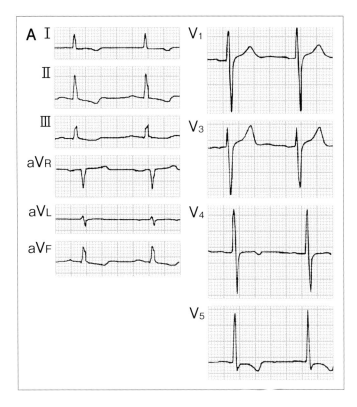
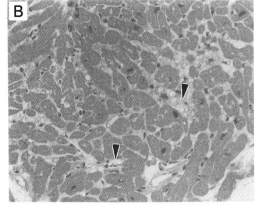
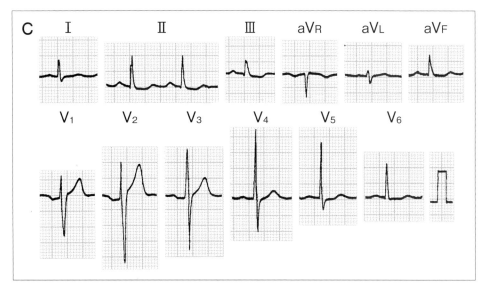

図16-1 症例1の心電図(A, C)と右室心生検像(B) (カラー図口絵参照)
A:心電図(1998年記録).8年前に記録した心電図(C)に比べてT波の陰性化が目立つ.
B:右室心生検(H-E染色).拡張型心筋症としては軽度の変化に留まっており,矢頭表示に示すように間質反応をわずかに示す心筋炎後変化を認める.
C:心電図(1990年に記録):軽度のST低下を認めるのみである.

1 6症例の提示

症例2 市の健診で心電図異常を認め，担当医から紹介され来院した62歳，男性（図16-2）

心電図（図A）では広汎な誘導に陰性T波を認め，外来レベルでは肥大型心筋症を考えた．トレッドミル負荷タリウム心筋シンチグラフィでは下壁および後側壁に灌流欠損像を認め，心エコー図では心尖部肥大を認めた．冠動脈造影像は正常．左室造影（図B）では心尖部肥厚を認め，心室中部閉塞（midventricular obstruction）を伴う肥大型心筋症（HCM）と診断した．

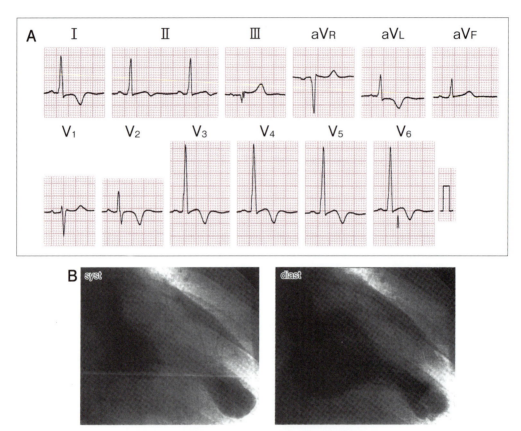

図16-2　症例2の心電図（A）と左室造影（B）
syst：収縮期，diast：拡張期．

症例3 友人と連れだって駅ホームで駆け込み乗車した際，突然死した高校1年，男子（図16-3）

学校健診で図Aのような心電図を見たらどう診断するか？

実に奇妙な心電図[4]で，肥大型心筋症（HCM）を想起させるが，自動診断では14歳の学童でも心筋梗塞（疑）と出力する場合が多い．健診心電図（14歳時）ではⅠ，aVLに深いQ波があり，一見，心筋梗塞を考えさせる．しかし心筋梗塞症の際には冠性T波を伴う場合が多いが，本例にはそのような所見はない．V4,5に深いQ波があり，心室中隔肥厚を思わせる．Ⅱ，Ⅲ，aVFのT波は陰性で，V5,6のT波平低化を認める．

本例は3年前に友達と「鬼ごっこ」中に校庭で倒れ，頭部を打撲して縫合を受けた病歴がある．その際，東京女子医科大学心研で精査し，心尖部肥厚を主体とする肥大型心筋症と診断され，心生検で錯綜配列を伴う奇妙な心筋肥大像を認めた．本例はβ遮断薬を服用しており，ホルター心電図には特記すべき異常所見を認めなかったが，不幸な転帰をとった．

右室心生検所見（図B，H-E染色）では，肥大型心筋症（HCM）に特徴的なBMHD（錯綜配列を伴う奇妙な心筋肥大像）を認めた．

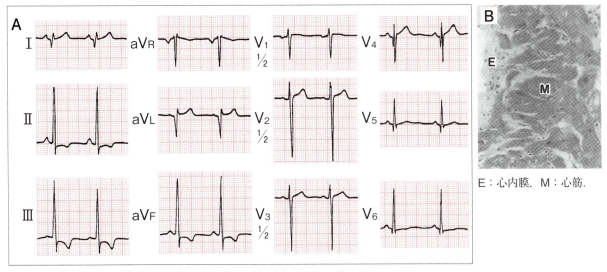

図 16-3 症例 3 の心電図(A)と右室心生検像(B) (カラー図口絵参照)

E:心内膜, M:心筋.

症例 4　老人健診で発見された巨大陰性T波が自然消滅した70歳, 女性 (図16-4)

　老人健診受診時心電図(図A)では, 胸部誘導に巨大陰性T波を認めたが, 精密検診受診時の心電図(図B)は正常化しており, 一過性所見と考えられたが, その原因は不明であった. 本例では心臓カテーテル検査は行わず, 経過を観察した. 巨大陰性T波は心尖部肥大型心筋症[4]の際に見る場合が多いが, 本例では一過性に心内膜下筋層に障害を起こすような何らかの病態が偶発的に出現したのではないかと推察される. 急性冠症候群(acute coronary syndrome, ACS)を思わせる病歴もなく, 巨大陰性T波の成因は不明である. 最近話題になっている「たこつぼ型心筋症」[5),6)]の可能性もあるが, その誘因となるストレスの有無は不明であった.

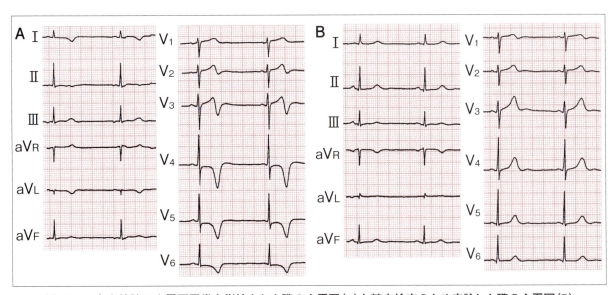

図 16-4　老人健診で心電図異常を指摘された際の心電図(A)と精密検査のため来診した際の心電図(B)

症例5　陰性T波，異常Q波と不整脈から，心筋梗塞か心筋症かの鑑別が必要であった41歳，男性（図16-5）

1991年に農作業中に動悸を生じたが放置していたが，翌年に動悸を感じてS病院を受診した．受診時に記録した心電図（図A）では上室期外収縮の頻発とI, aVLに異常Q波を認め，心筋梗塞または心筋症が疑われ[4]，東京女子医科大学心研に入院した．心胸郭比は48％で，心臓カテーテル検査では血行動態異常や心不全兆候を認めず，冠動脈造影で心筋梗塞症は否定された．

心電図の心筋障害所見や不整脈の病因を検討するために行った右室心生検（図B）では，心筋細胞肥大（1点），心筋配列の乱れ（1点），血管周囲性間質線維化（1点）など，高度ではないが心筋病変を認めたために，心筋症（疑）と診断し，以後はジゴキシン内服により10年間経過を観察しているが，順調に経過している．しかし，一時，自己判断でジゴキシン内服を中断した際に心不全症状が出現し，ジゴキシン内服再開によりその後は大過なく経過している．

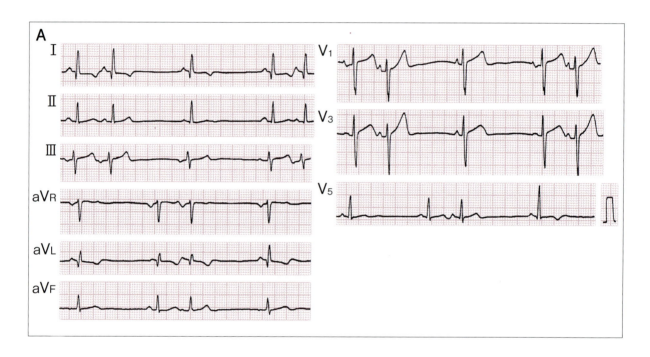

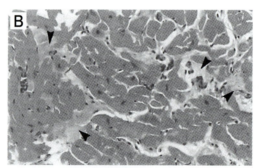

図16-5　動悸を自覚して来院した41歳男性の心電図（A）と右室心生検像（B）（カラー図口絵参照）
　Bの右室心生検所見（H-E染色）では，矢頭で示す部位に心筋線維化や心筋細胞索の配列の乱れが目立つ．

症例6 「中年婦人の不思議な心臓病[7]」によると考えられるST低下を示した51歳, 女性（図16-6）

V_{4-6}に明らかなST低下を認め, 通常は冠不全, 心筋虚血などと診断される所見を示すが, 未だその本態は不明で, syndrome X, 無症候性心筋虚血などと呼ばれることもある[8]. この問題については考察の項目にコメントを加えた.

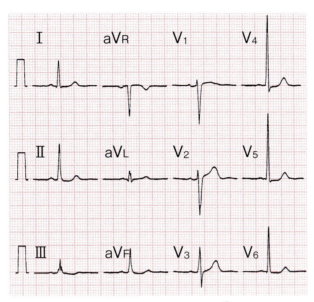

図16-6　症例6の心電図[7]

COLUMN

失神のメカニズムを解明できたTilt試験

　大都市の金券ショップに勤務していた28歳の女性がしばしば失神発作を起こすので, 実家に戻りS病院を受診した. 外来でイソプロテレノール負荷でTiltテストを行ったところ心拍の増加と共に血圧が著しく低下し, 失神が誘発された（図A）. この患者についてはβ遮断薬（アテノロール）を継続投与をして同様のTiltテストを行ったところ（図B）低血圧発作が生じることなく, 以後β遮断薬を継続服用し問題が無くなった.

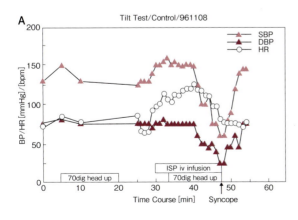
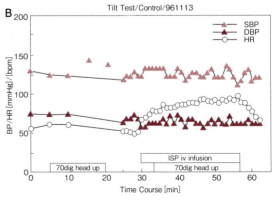

2 運動負荷関連心電図2例

健診時に厚労省指導の健康増進プラン(total health promotion plan, THP)によりトレッドミル運動負荷試験を行うことがある.

図Aは31歳,男性の心電図で,運動負荷後に「STガバ下り」と著者らが呼ぶ所見を示す例で,このような所見は左冠動脈主幹部(left main trunk, LMT)病変の際に生じる[9]. LMT病変は医療関係者すべてが知っておくべき重篤な急性冠症候群のハイリスク病変である.

図Bは51歳,女性の心電図で,健診時心電図(**図B左**)でV$_4$の陰性T波;II,V$_5$の平低T波を認めた.運動負荷試験(マスター二重負荷試験)後の心電図ではT波が正常化した(**図B右**).このような例は,通常「冠不全なし」と判定される場合が多いが,後に高コレステロール血症の存在が判明し,虚血性病変の一表現と考える必要性が示唆された.

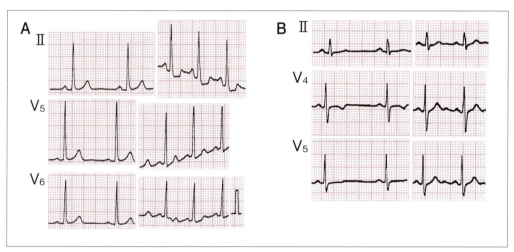

図16-7 運動負荷関連心電図2例
　A:左冠動脈主幹部(LMT)病変,B:運動負荷後心電図でのT波正常化

3 ST上昇の心電図

ST上昇の判断の際に問題となる波形を示す4例の心電図を図16-8A～Dに示す．

図Aは37歳，男性の心電図で，自動診断は「前壁心筋障害の疑い(急性心筋梗塞の可能性あり)」との診断を打ち出した．このような心電図所見は，自動診断では一般に急性心筋梗塞(疑)あるいは早期再分極(疑)などと診断する場合が多いが，正常亜型(normal variant)の可能性が強く，判定者を悩ませる所見である．

図Bは44歳，男性の心電図で，自動診断はST上昇(早期再分極の疑い)と診断した．

図Cは54歳，男性の心電図で，自動診断はT波異常(前壁心筋虚血の疑い)と診断した．

図Dは50歳，女性の心電図で，自動診断は前壁中隔心筋障害の疑い(急性心筋梗塞の可能性もあり)と診断した．

図A～Cは正常範囲内の所見である場合が多いが，中には心外膜下筋層傷害の表現である場合もあるので注意を要する．特に狭心症状がある場合には，心筋虚血と関連づけて考える必要がある．図CのT波は±型二相性波形を示し，積極的に虚血性変化と考えた方がよいと思われる．図Dは典型的なcoved型Brugada型心電図波形である[10]．このような心電図波形は著者らの健診例50,000例中5例(0.01%)に認められた．

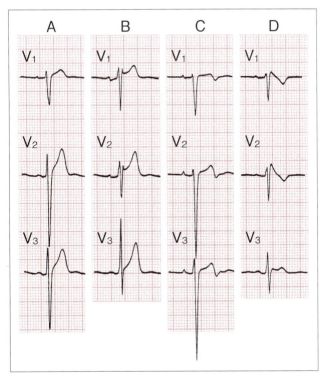

図16-8　ST上昇心電図の種々相

4 考察

ST-T 変化は，健診心電図の中で最も頻度が多い異常所見であり，著者らの研究調査[1),2)]では 70,524 例中 2.4% に認められ，洞不整脈の 11.4% に次いで第 2 位の高頻度に認められた．一般に ST-T 変化は，何らかの基礎的心疾患がある場合の二次性変化として出現する場合が多い．しかし，特発性心筋症のような原発性心疾患の場合には，無自覚例もあり，特別の注意が必要である[4)]．表 16-1，2 に一般的な ST-T 変化出現の要因を示す．

2003 年の 1 年間に実施した健診例の中で ST-T 変化を示した例（高血圧例を除外）は男性 2,889 例中 38

表 16-1 ST 偏位をきたす疾患

Ⅰ．ST 上昇
1．虚血性心疾患：急性心筋梗塞，陳旧性心筋梗塞，心室瘤など
2．心膜心筋炎
3．脳血管障害
4．Brugada 症候群，早期再分極
5．二次的変化：左脚ブロックなど
6．その他：高 K 血症，左室肥大，右室肥大，肺血栓塞栓症，直流除細動後など

Ⅱ．ST 低下
1．虚血性心疾患：急性心筋梗塞（非 Q 波梗塞，心内膜下梗塞），狭心症
2．左室肥大，右室肥大（ストレイン型）：心筋疾患，心臓弁膜症など
3．頻脈
4．二次的変化：右脚ブロック，左脚ブロック，WPW 症候群など
5．その他：低 K 血症，ジギタリス心電図（盆状 ST 低下）など

（矢崎 善一：診断と治療 1997；85：1403 を参考にして作成）

表 16-2 T 波の異常

Ⅰ．陽性 T 波
1．虚血性　：心筋梗塞超急性期，血管攣縮性狭心症，心筋梗塞冠性 T 波の相反性変化
2．非虚血性：早期再分極（正常亜型），高 K 血症，左室肥大，左脚ブロック時の右胸部誘導，急性心膜炎，心筋炎

Ⅱ．陰性 T 波	
1．一次性陰性 T 波 　a．正常亜型 　b．心筋虚血または心筋梗塞 　c．左室 strain, 右室 strain 　d．心筋症（肥大型，拡張型など）の巨大陰性 T 波，たこつぼ型心筋症 　e．高血圧性心疾患 　f．肺血栓塞栓症 　g．自律神経関与によるもの（脳出血，QT 延長症候群，迷走神経切断術後など） 　h．ペーシング後陰性 T 波 　i．頻拍後陰性 T 波 　j．僧帽弁逸脱	2．二次性陰性 T 波 　a．左脚ブロック 　b．右脚ブロック 　c．WPW 症候群 　d．心室ペーシング 　e．心室期外収縮 　f．心室頻拍

（渡邉 佳彦：診断と治療 1997；85：1411 から引用）

例(1.3%), 女性541例中66例(12.2%)で, 女性に圧倒的に多く認めた(p<0.001)[7]. このST-T変化には, ST低下(図16-6)のみならず, 陰性T波やT波平低化などの所見も含む. ST-T変化の病因としては, 内分泌疾患, 自律神経系異常, 更年期障害などがあり, 相対的冠不全, syndrome X, 冠攣縮による心筋虚血, 心筋内微小循環障害なども含まれている. ST-T変化を示す例としては, これらの病態の有無について多角的に考察する必要がある[8].

要約

健診心電図ではST-T変化をみる例はかなり多く, 70,524例の健診例の4.4%に認められ, 軽度ST低下から高度ST低下に至る多彩な例が含まれていた. 健診例の中には, 何らかの基礎的心疾患のために通院中の例も含まれている(約1～2%). 健診例にみるST-T変化の中には, 正常亜型として精密検査不要例も多いが, 明らかな陰性T波や巨大陰性T波を示す無症状例もあり, これらの例では精密検査が必要である.

本章では, ST-T変化のために心生検を含む精密検査を行った3例を示した.
- 拡張型心筋症(53歳, 男性例).
- 心室中部閉塞を伴う肥大型心筋症(62歳, 男性例).
- 電車に駆け込み乗車しようとして突然死した肥大型心筋症(高校1年, 男子例).

その他に,
- 一過性巨大陰性T波を示した「たこつぼ型心筋症」類似病態(70歳, 女性例).
- 「中年婦人の不思議な心臓病」と考えられる原因不明のST-T変化を示した例(51歳, 女性例).

の心電図についても解説した.「中年婦人の不思議な心臓病」と考えられる例は女性特有の自律神経異常, 内分泌系異常, 微少循環障害などの種々の要因が重合して生じる症候群ではないかと推察される.

文献

1) 北島 敦ら:成人検診70,524例のコンピューター診断例と16,153例の専門医判定例における心電図異常所見の比較検討. Therap Res.1999; 20: 347-350
2) 北島 敦:心臓検診における心臓精密検査例の臨床的・病理学的分析. 信州医誌 2000; 48: 105-120
3) 飯沼宏之ら:ST上昇・下降と虚血性病変, 心メモリー. 心電図 2001; 21: 408-415
4) 関口守衛ら:心電図経過から心筋症, 肺疾患の重症度を知り心臓移植適応を考える. 診断と治療 2000; 88: 865-871
5) 来栖 智, 佐藤 光:たこつぼ型心筋障害. 医学のあゆみ(循環器疾患—state of the arts : version)2001; 2: 640-642
6) 北島 敦:健診で発見された巨大陰性T波(GNT)を心生検によって鑑別診断した3症例. 診断と治療 2003; 91: 1783-1789
7) 関口守衛ら:中・高年女性に多くみられる心電図ST・T変化の頻度を健診心電図の中に見出す調査研究. Therap Res. 2004
8) 増山和彦, 竹越 襄:Syndrome Xにおける核医学的診断法—心筋血流・代謝からの画像情報. 天野恵子, 大川真一郎(編)女性における虚血性心疾患—成り立ちからホルモン補充療法まで. pp.75-80, 医学書院, 東京, 2000
9) 高山泰雄:LMT(左主幹部)傷害. 関口守衛編著, 狭心症・心筋梗塞. pp.159-162, 南江堂, 東京, 1987
10) 関口守衛ら:心電図自動診断の不完全右脚ブロック, RSR, 右室伝導遅延は右室負荷なのかBrugada型突然死予備軍なのか. 診断と治療 2000; 88: 2137-2143

女性に見る運動負荷心電図判定の問題点

女性における運動負荷試験偽陽性出現の機序は一般に下記の機序が考えられている．
1) 女性ホルモン(エストロゲン)の作用
2) 左室機能低下
3) syndrome X に類似した機序

実際の心電図診断の際の注意点としては，偽陽性を示す女性では下記の特徴を見る場合がある．
1. 負荷中は運動耐容能が良好で，心拍数が多い．
2. 体位変換，立位，過換気(30秒)などで ST-T 変化を生じ易い．
3. 運動中は高度の ST 低下(>2mm)を示すが狭心痛はなく，中止後，1分以内に正常化する．
4. 負荷後，初期の回復は速いが，2分以後は 1mm 程度の長く持続する水平型ないし下行型 ST 変化を示す．体位が関係し，立位では ST 変化が持続するが，臥位をとると ST 変化は速やかに正常化する．
5. 回復期に初めて出現する ST 低下．
6. aV_R 以外の誘導では ST 上昇を示さない．
7. Ⅱ，Ⅲ，aV_F に ST-T 変化が限局する場合は，偽陽性例である場合が多い．
8. 偽陽性では HR-ST ループが反時計式回転を示す(HR=heart rate)．

HR-ST slope(loop)による運動負荷心電図偽陽性の鑑別法を示す．

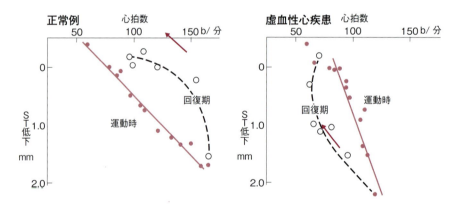

HR-ST slope(loop)による運動負荷心電図偽陽性例の鑑別
虚血心では，運動による心拍数増加の伸びが悪く(急峻化)，負荷中止後の ST 低下の回復が遅延する．

　女性の運動負荷心電図判定については，いろんな意見があり，未だ結論的意見は定まっていないが，女性では男性に比べて運動負荷心電図偽陽性例が多いため，十分に配慮する必要がある．女性例の運動負荷試験で，陽性と判断する際には，心電図による ST-T 変化以外に，狭心症状の出現の有無，冠危険因子の有無について充分に配慮して慎重に判断することが必要である．

第17章

上室不整脈の読み方と対応

はじめに

　健康診断，人間ドック健診，あるいは不整脈を主訴として医師を受診した際には，心電図検査が一般的に行われている．近年は心電計内蔵自動解析装置により自動的に心電図診断結果が打ち出されるようになった．その際，上室不整脈，心房細動などの種々の診断名が打ち出される．これらをどのように評価して受診者に伝えるか，また会社健診の際には事業主が労務管理の上でどのような注意が必要であるかを知る必要がある．健診時の心電図診断判断区分は，①正常範囲内，②有所見；当面無害性，③要観察，④治療中，⑤要精検に分類され，各受診者に報告される．その際，それを受け取った受診者がどう対処すべきかについて困惑する例も少なくない．

　著者らは，全国的規模の健診団体である全日本労働福祉協会が実施している中小企業事業所健診で記録された多数の心電図診断を過去20年以上にわたって行っており，現時点では1カ月あたり平均2,000例の異常心電図に接している[1)-5)]．本章では，これらの例にどのように対処すべきかについて，担当医師のみならず，関連業務に従事している方々に役立てて頂けるように解説する．職場健診の際には，受診者や事業主が管理担当員にレポート内容の疑問点について質問するような場合がしばしばある．しかし，事務担当者としては，医師のレポートに記録された以外のことを説明できないためにジレンマを感じる場合が多くある[1)-5)]．そのためここでは，事務員，看護師，臨床検査技師の方々に不整脈を理解して頂き易いような図を作成した．医師向けの不整脈関連書物は難解なものが多く，一般向けの分かり易い書物[9)-13)]から引用・改変し，自例（症例1～3）を加えて提示し，健診の結果をどのように活用するかについての認識を深めて頂けるように配慮した．

1　3症例の提示

症例1　洞不全症候群の中の心房心筋症と考えたい例．徐脈頻脈症候群，30歳，女性（図17-1）

　図17-1は症例1の心電図（図A-C）と心生検像（図D）を示す．AのⅡ誘導心電図は2：1心房粗動，V_1は房室ブロックを伴う心房頻拍の所見を認める．Bでは房室接合部性補充収縮を伴う2.9秒に及ぶ長い洞停止を認める．Cは心房ペーシングによる洞結節機能回復時間測定時の記録で，最大洞結節回復時間（maximum sinus node recovery time，最大SRT）は6秒と著明に延長している．

　本例は1973年頃の経験例で，当時，関口は右房の心生検による心房心筋症[6)-8)]の診断的研究を行っていた．右房（RA）に心筋間質の線維化（IF）と心筋細胞の変性所見を認めたが（図D左），右室（RV）には心筋細胞の肥大所見を認めるのみで，他に著変を認めなかったため（図D右），「洞不全症候群を伴う特発性心房心筋症」と診断した．本例はペースメーカ植込み治療により，その後の経過は良好である．

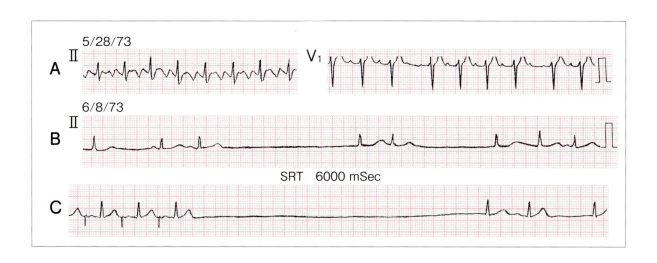

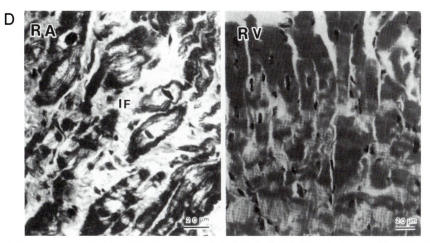

図17-1　症例1の心電図A，B，C（上段）と心生検像（D）（下段）（カラー図口絵参照）
　　　　RA：右房，RV：右室，IF：間質線維化

> **症例2** 発作性上室頻拍のカテーテルアブレーション治療．61歳，女性（図17-2）

10歳代から心悸亢進発作が1〜2年に一度あり，持続は10分程で治まっていた．閉経後に動悸発作が増強し，3時間ほど続くようになったため受診した．発作時心電図（図17-2）は発作性上室頻拍（paroxysmal supraventricular tachycardia, PSVT）の所見を示し，P波がQRS波の直後に重なって出現しており，房室結節回帰性頻拍（atrioventricular nodal reentrant tachycardia, AVNRT）と診断し[10]，東京女子医科大学心研でカテーテルアブレーション治療[12),13)]を受け，以後は頻拍発作が出現しなくなり，順調に経過している．

◆ポイント▶ 健診心電図をとる際には，心臓病に関する病歴を詳しく聴取して問診票に記録しておくことが大切で，それにより不整脈の診断や治療への手がかりを得ることができる．

> **症例3** WPW症候群にはカテーテルアブレーションが奏功．64歳，男性（図17-3）

WPW症候群の心電図所見[14)]があることを20年前から指摘されていた．1カ月に1回，1時間以内に治まる動悸発作があるために受診した．心電図（図17-3）はWPW型と考えられた．近年，WPW症候群に対する副伝導路のカテーテルアブレーション治療[12),13)]はWPW症候群の確立された治療法となっており，生活に重大な支障がないWPW症候群症例にまでアブレーション治療の適応範囲が拡大されているため，入院の上，カテーテルアブレーション治療を行った．電気生理学的検査では房室結節を順伝導し，副伝導路（左室自由壁のKent束）を逆伝導する房室回帰性頻拍と診断され，Kent束離断に成功した．

◆ポイント▶ 健診でWPW症候群の心電図（図17-4⑪）を認めた際には，詳しく問診した上で対策を立て，精密検査の受診を奨めるのが良い．この際には最新治療（副伝導路のアブレーション治療）[12),13)]を適切に実施できる専門医への受診が望ましい．

2 上室不整脈に対する対応策

症例1〜3で示したように，上室不整脈への対応を考える際には，健診受診者から不整脈の自覚について詳しく病歴を聴取，記入することが大切である．本章では，健診で発見される上室不整脈についての理解に役立つように刺激伝導系異常を分かり易く説明するための図を作成した（図17-4①〜⑫）．

図17-4では，正常（①），各種の上室不整脈（②〜⑩），およびWPW症候群（⑪，⑫）の際の心臓内興奮形成部位および興奮伝搬過程と対応した心電図記録を示す．

もし健診心電図の記録中に発作性上室頻拍が出現した際（図17-4⑦）には，バルサルバ法（息をこらえて怒責する）やアシュネル法（眼球圧迫法）[10)]により発作停止を試みるのが良い（過度の圧迫による角膜損傷や網膜剥離に注意）．

図17-4の矢印は刺激伝導方向，☀印は不整脈／異所性興奮発生部位，∥印は伝導途絶，✕は機能廃絶を示す．

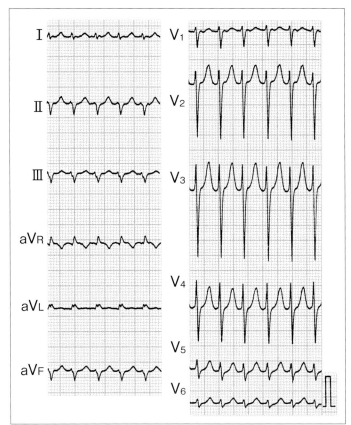
図 17-2
症例2の心電図

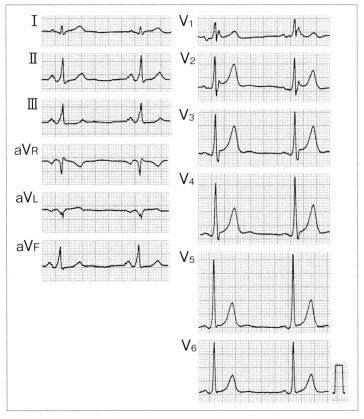
図 17-3
症例3の心電図

2 上室不整脈に対する対応策

3 模型図による上室不整脈の解説

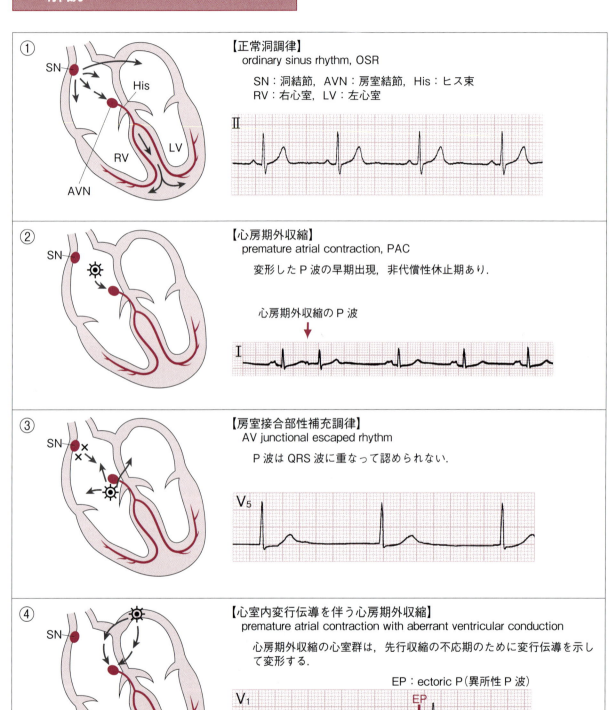

図17-4　上室不整脈説明図（A）

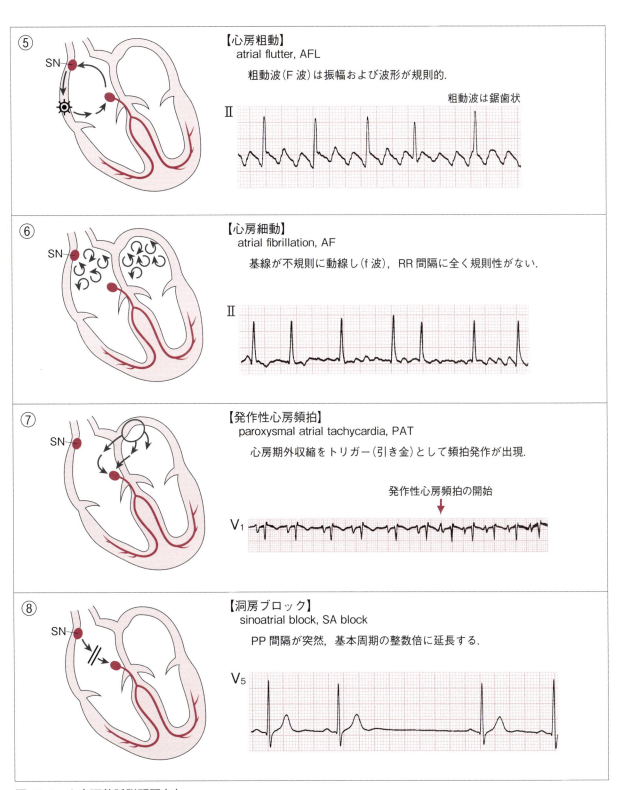

図17-4　上室不整脈説明図(B)

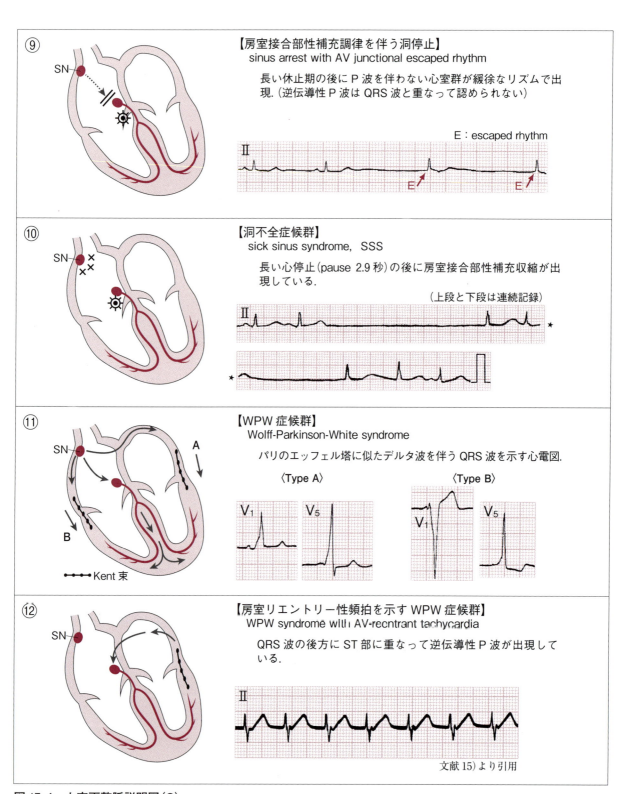

図 17-4　上室不整脈説明図（C）

要約

　健診で認める上室不整脈は，致死的不整脈が少ないため軽視される傾向があるが，頻発例などにはカテーテルアブレーションなどの適切な治療対策を行うことが本人の生活の質の向上に役立つ．

　本章では，患者への説明と治療指導の必要性を3症例を提示して解説すると共に，分かり易い不整脈の説明図を示した．

文献

1) 北島 敦ら：成人検診70,524例のコンピューター診断例と16,153例の専門医判定例における心電図異常所見の比較検討．Therap Res.1999；20：347-350
2) 北島 敦：心臓検診における心臓精密検査例の臨床的・病理学的分析．信州医誌 2000；48：105-120
3) 北島 敦ら：健診心電図異常から心疾患を診断する〔Ⅰ〕．診断と治療 2003；91：1099-1105
4) 北島 敦ら：健診心電図異常から心疾患を診断する〔Ⅱ〕．診断と治療 2003；91：1279-1285
5) 北島 敦ら：健診心電図異常から心疾患を診断する〔Ⅲ〕．診断と治療 2003；91：1451-1457
6) 関口守衛ら；心筋生検．循環器専門医 1999；7：363-375
7) 関口守衛ら：不整脈，伝導障害を主徴とする心筋症(ECM)の提唱．日本臨牀 1991；49：71-80
8) 関口守衛，笠貫 宏：心房心筋症．杉本恒明，横山重威編：循環器疾患−最新の治療 1994-1995, pp.161-166，南江堂，東京，1995
9) Stein E：Interpretation of Arrhythmias. A Self-study Program, Lea&Febiger, Philadelphia, 1988
10) 笠貫 宏，坂東重信：不整脈心電図の診かた−そのコツと治療戦略．医療ジャーナル社，東京，1997
11) 樅山幸彦ら：不整脈診断マスター・ガイド．診断と治療社，東京，1997
12) 赤石 誠（編）：不整脈−これで安心；新しい検査と治療．小学館，東京，2002
13) 特集／心電図診断から治療方針決定へのキーポイント．臨床医 2004；30(1)
14) 森 博愛：心電図セミナー1・2．医学出版社，東京，2002
15) Chou T-C：Electrocardiography in clinical Practice. Grune & Stratton, 1979

第18章

基礎に心疾患が疑われる心室不整脈の読み方

はじめに

　健診でみる心室不整脈のほとんどは単源性の心室期外収縮である[1]．著者らは1枚の心電図記録の中で2個以下の心室期外収縮を見る場合を「**散発性**」，3個以上を「**頻発性**」とし，指導区分については，散発性の場合は**要観察**，頻発性は**要精検**としている．

　2連発やそれ以上の頻発例，あるいは多源性など（Lown分類のgrade 3以上）は，悪性心室不整脈(疑)として**要精検**とする[2]．このような場合の基礎疾患としては，心筋症，ことに不整脈伝導障害型心筋症[3]や不整脈原性右室心筋症[4]などを考え，家族歴を含む詳しい病歴聴取を行うことが大切である[3)-5)]．

　本章ではまず心生検で病変を確認した3例を示し，心臓模型図を用いて不整脈の発症機序について解説する．

1　3症例の提示

症例1　左脚ブロック型心室頻拍を示す例の心生検結果から不整脈原性右室心筋症と診断した例．
23歳，男性（図18-1）

　反復出現する動悸発作の出現を主訴として来院した．本例を経験した1989年頃は，心生検を行って不整脈原性右室異形成[9]の診断を行っていたため，本例についても心生検を行い，図Cに示すような不整脈原性右室異形成に特有の心筋病変を認めた[4]．

症例2　右脚ブロック型持続性心室頻拍症の心生検所見はどのような所見か？ 80歳，男性（図18-2）

　右室の心生検を行い，脂肪組織浸潤を認めた．右脚ブロック型心室頻拍（図A）であれば左室起源と考え，右室心生検では病変を認めないのでないかと思われるが，本例では図Bに示すように不整脈原性右室心筋症にみるような病変[6]を認めた．本例では左室心生検は行っていないが，両室に病変がある可能性が充分に考えられる．

症例3　不整脈を主徴とした拡張型心筋症症例の心生検で心筋脂肪組織の増加を認めた例．51歳，男性（図18-3）

　不整脈を強く自覚して受診した．心電図（図A）では左脚ブロック型心室期外収縮の頻発を認めた．心エコー図では軽度の左室壁運動低下を認め，一応，拡張型心筋症と診断したが，単源性心室期外収縮の頻発があったため右室心生検[5]を実施し，図Bに示すような高度の脂肪組織浸潤を認め，不整脈原性右室心筋症と同様の疾患であると考えられた．

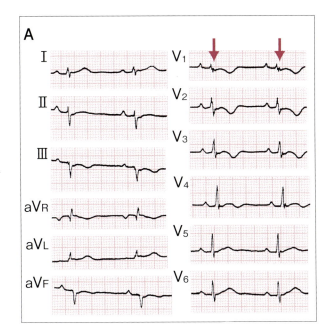
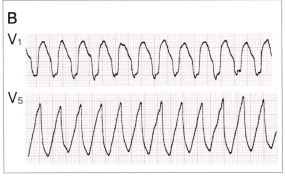
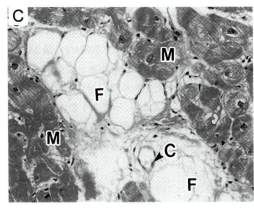

図18-1 症例1の心電図(A, B)と右室心生検像(C) (カラー図口絵参照)
図AのV₁の矢印は本症に特有のイプシロン波を示す.
F：脂肪組織　C：毛細管　M：心筋細胞

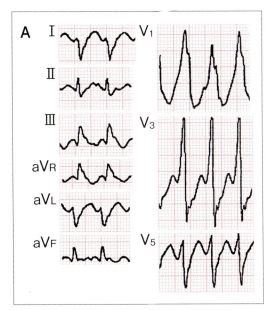
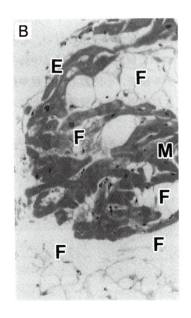

図18-2 症例2の心室頻拍(VT)心電図(A)と右室心生検像(B) (カラー図口絵参照)
E：心内膜　M：心筋細胞　F：脂肪細胞

1　3 症例の提示　173

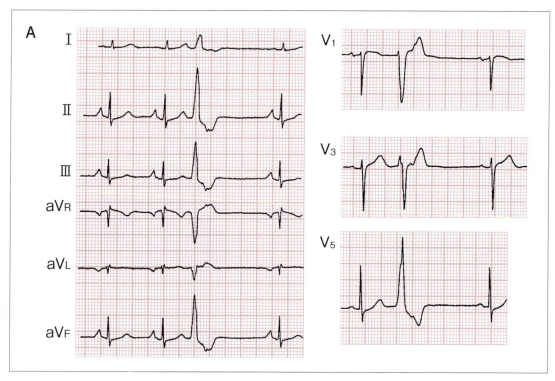

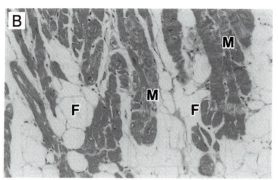

図 18-3　症例 3 の心電図（A）と右室心生検像（B）（カラー図口絵参照）
F：脂肪組織　　M：心筋細胞

2　良性不整脈と悪性不整脈の見分け方

　上室不整脈の場合とは異なり，心室不整脈には良性と悪性があり，健診レベルでそれを見分けることが大切である．良性心室不整脈の場合の特徴としては，単源性，運動による消失，基礎疾患の欠如などがあるが，この原則を外れる例が少なからずあることに注意しなければならない．第 10 章[1]の症例 1（100 頁参照）は単純な心室期外収縮と思われたが，心生検で予想外の心筋病変を認めた．しかし，このような例は特殊例であり，一般通念とみなすには問題がある．本章の症例 3 では脂肪組織の明らかな増加があり，不整脈原性右室心筋症[4]に類似した病態であるとも考えられるが，著者らはより広い概念に属する ABCDE 症候群[4]に分類すべき例であると考えたい．

3　ABCDE 症候群とは

　以下に示す 5 病態は表面的には全く異質のように見えるが，何れも背景に悪性不整脈の関与があり，著者らはこれらの 5 病態の頭文字をとり，総括的にABCDE 症候群と呼ぶことを提唱している[4),6)]．

①不整脈原性（arrhythmogenicity）

②Brugada 症候群
③競技スポーツ(competitive sports)選手に見る心事故例
④死亡,とくに突然死(death, especially sudden death)
⑤電気障害型心筋症(electric disturbance type of cardiomyopathy)

著者らは,このような考え方を 1997 年に開催された国際シンポジウムで初めて発表しており[7],今後はこのような視点からの臨床的研究の展開を図りたい.このような考え方を支持する 1 つの事実として,Ohkubo ら[8]は,従来,器質的基礎疾患を認めないことがその特徴の 1 つと考えられている Brugada 症候群症例の心生検で,25 例中 13 例(52%)の高率に心筋の脂肪組織浸潤,間質線維化,リンパ球浸潤,心筋変性などの所見を認めている.

4 不整脈原性右室心筋症ではなく不整脈原性心室心筋症

不整脈原性右室心筋症(arrhythmogenic right ventricular cardiomyopathy, ARVC)[4]では,右室起源の心室頻拍が出現し,左脚ブロック型の心室頻拍波形を示し,心生検や剖検で心筋組織に高度の脂肪浸潤,心筋細胞変性,間質線維化の所見を認める.しかし,最近の研究によると,心室不整脈は右室起源のみならず,左室起源の場合もあり[4],不整脈原性右室心筋症という名称よりも不整脈原性心室心筋症(arrhythmogenic ventricular cardiomyopathy, AVC)と呼ぶ方が妥当な例がある.

症例 2 の心室頻拍は右脚ブロック型を示し,左室起源と思われるが,右室心生検でも脂肪変性を認め,不整脈原性は両室性にあると考えられた.不整脈原性右室心筋症という呼称は,右室拡大と右室起源心室頻拍が併存するために名づけられたが,前沢ら[9]は心室拡大を伴わない特発性心室頻拍にも心筋内脂肪組織の増加を認める例があることを報告している.

Lerman ら[10]は特発性単形性心室頻拍を表 18-1 のように分類しているが,この分類はそのままの形で妥当ではなく,おおよその目安と見なすべきである.また右室流出路起源の心室頻拍は良性の場合が多いとする見解があるが[10],心生検を行っている著者らの立場からはこのような見解は,必ずしも全面的に妥当でない.

表 18-1 特発性単形性心室頻拍の分類 (Lerman ら[10])

	アデノシン感受性	ベラパミル感受性	プロプラノロール感受性	分類不能
特徴	A. 発作性運動誘発性 B. 反復性	左後束枝性か左前束枝性	運動誘発性	発作性運動誘発性
誘発	PS ± CA	PS ± CA	CA	PS ± CA
形態	左脚ブロック 下方軸	右脚ブロック 上方軸	左脚ブロック 右脚ブロック (多形性)	左脚ブロック 下方軸
発生部位	RVOT	左室	右室,左室	RVOT
機序	Triggered activity	reentry	自動能亢進	reentry
プロプラノロール	停止	−	停止	−
アデノシン	停止	−	一過性抑制	−
ベラパミル	停止	停止	−	−

PS:プログラム刺激,CA:カテコラミン,RVOT:右室流出路,−:作用なし

5 模型図による心室不整脈の解説

本シリーズの第17章上室不整脈[11]の続編として図18-4に心電図の実例をあげて説明する．

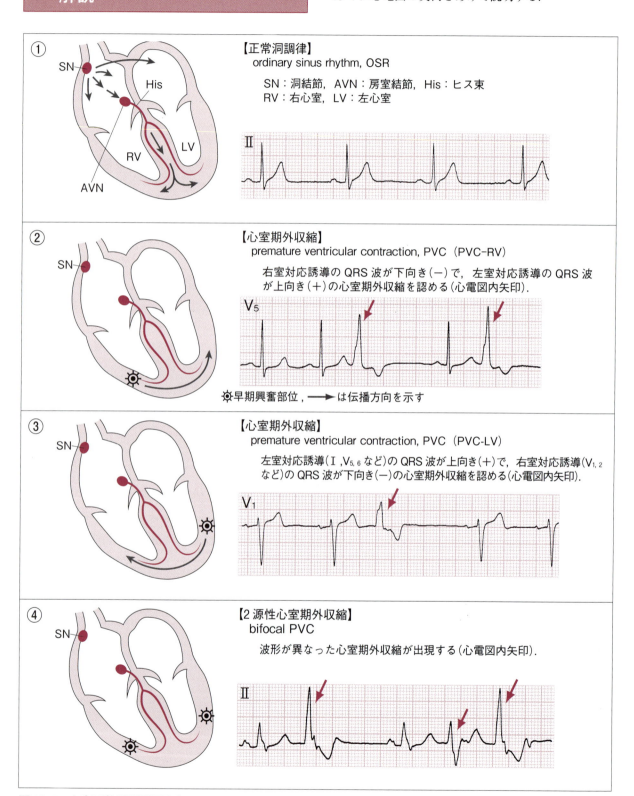

図18-4 心室不整脈説明図（A）

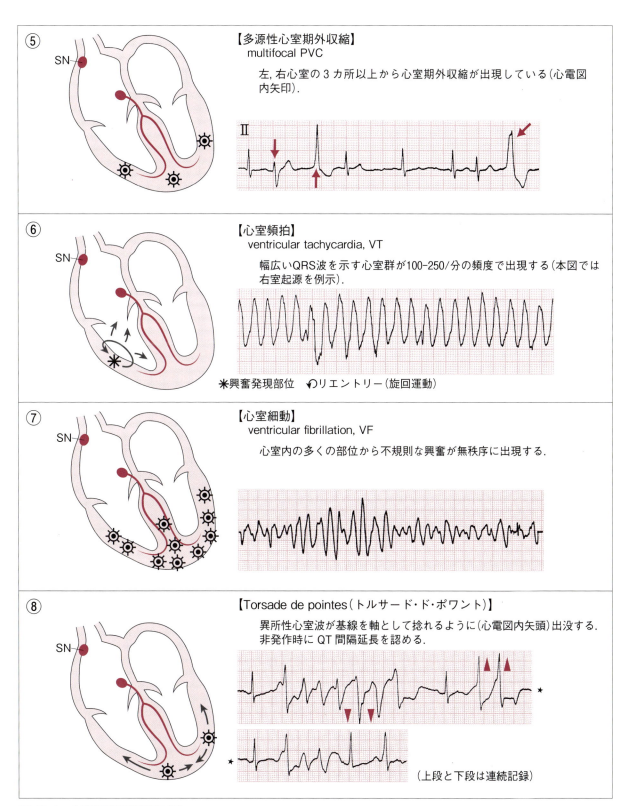

図 18-4 心室不整脈説明図（B）

要約

　本章では心室不整脈の発現機序について心臓模型図を用いて分かり易く解説した．健診でみる心室不整脈は，上室性のものと同様に一応良性と考えられる．その頻度は70,524例の健診例中，散発性心室期外収縮は149例（0.9％），頻発性心室期外収縮は49例（0.3％）[11]に認め，その多くは重大な器質的基礎疾患によると考え難かった．

　また本章では，単源性心室期外収縮を示す下記3例に心生検を実施し，全例に心筋内脂肪組織浸潤を認めた．

- 左脚ブロック型心室頻拍を示す例（23歳，男性）．
- 右脚ブロック型心室頻拍を示す例（80歳，男性）．
- 軽度の拡張型心筋症を持つ例（51歳，男性）．

　心室（右室，左室の何れにおいても）の脂肪細胞浸潤増加は，不整脈原性右室心筋症（ARVC）だけでなく，心室内腔拡大を示さない特発性心室頻拍症でも認め得ることが示された．またBrugada症候群においても，不整脈原性右室心筋症に似た心筋病変を示す例があることも指摘した．

文献

1) 関口守衛ら：健診で問題となった心室性期外収縮の精査4症例．診断と治療　2004；92：541-547
2) 関口守衛ら：突然死ないしニアミス（突然死症候群）を予知できる心電図の実際．診断と治療　2004；92：1457-1463
3) 関口守衛ら：不整脈，伝導障害を主徴とする心筋症（ECM）の提唱．日本臨牀　1991；49：71-80
4) 関口守衛ら：不整脈原性右室心筋症ないし異形成症（ARVC/D）．日本臨牀　2000；58：108-116
5) 関口守衛ら：心筋生検．循環器専門医　1999；7：363-375
6) 関口守衛ら：心電図自動診断の不完全右脚ブロック，RSR，右室伝導遅延は右室負荷なのか，Brugada型突然死予備軍なのか．診断と治療　2000；88：2137-2143
7) The 4th International Symposium on Cardiomyopathy & Myocarditis(ISCM-Tokyo) Sept 30-Oct2, 1997. 抄録集. Newsletter of the Scientific Council on Cardiomyopathies, No.12, pp.7, March 1998
8) Ohkubo K, Watanabe I, Okumura Y et al.：Right ventricular histological substrate and conduction delay in patients with Brugada syndrome. Int Heart J 2010；51：17-23
9) 前沢秀彦：左右心室内膜下における脂肪組織の分布に関する基礎的研究―剖検例と生検例における検討．信州医誌　1994；42：9-26
10) Lerman BB et al.：Idiopathic right ventricular outflow tract tachycardia：A clinical approach.PACE 1996；19：2120-2137
11) 関口守衛ら：健診でみる上室性不整脈をどう考え，どう対処したらよいか．診断と治療　2004；92：1969-1975

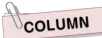

無症候性 coved 型 Brugada 型心電図例のリスク評価

　coved 型 Brugada 症候群の症状は，心停止（心室細動），多形性心室頻拍，失神，あるいはこれらの前駆所見であり，何れも生命を脅かす危険な不整脈時の症状ないし前駆所見である．従って，これらの所見がある例の治療は植込み型除細動器（ICD）の植込みである．

　初診時に，従来はそのような症状がなかった例でも，今後そのような症状が出現する危険があり，その際，ICD 植込みなどの適切な予防処置が講じられていない場合は，心臓性急死の危険が極めて大きい．

　Priori ら[1]は，HRS/EHRA/APHRS の専門家コンセンサス・ステートメントにおいて，無症候性 coved 型心電図を示す Brugada 症候群での平均 30〜40 ヵ月の経過観察中における致死的／亜致死的不整脈事故の出現率を文献から引用し，表に示すように 1〜8% の心事故が出現することを紹介している．これらの論文が示した心事故率を平均すると 3.5% に当たる．これは約 3 年間での出現率であるから，30 年間では 35% が重篤な心事故を起こすことに相当し，正に Viskin が述べている如く，「無症候性 coved 型 Brugada 症候群が将来心事故を起こす危険は予期したよりもかなり少ないが，期待している頻度に比べると非常に多い．」と言わざるを得ない．

　そのため，将来，心事故を起こし得る例の予測因子を見出す研究が世界的に行われた．Priori らの PRELUDE 研究[2]では，心停止病歴がない 308 例の自然ないし薬剤負荷 coved 型 Brugada 型心電図を示す連続例で，平均観察期間 34 ヵ月にわたって経過を観察し，14 例に心事故を認め，どのような指標が心事故発現に関係するかについて Kaplan-Meier の生存曲線分析により検討している．

無症候性 Brugada 症候群での経過観察期間中の致死的／亜致死的不整脈事故の出現率

著者	観察期間(月)	事故率(%)
Brugadaら	33 ± 39	1-8
Prioriら	34 ± 44	6
Eckardtら	40 ± 50	1
Giustettoら	30 ± 21	1
Probstら	31	1.5

　検討した諸指標は，①右室電気刺激による VF/VF 誘発可能性の有無，②失神病歴の有無，③自然 coved 型 vs 薬物誘発性 coved 型波形，④右室有効不応期の長短（< 200msec vs ≧ 200msec），⑤分節化 QRS の有無，⑥自然 coved 型＋失神病歴の併存の有無．

　上記の 6 項目について検討し，②失神病歴がある例では無い例に比べて，また③自然 coved 型は薬剤誘発 coved 型に比べて，有意に心事故出現率が高いことを見出した．他方，その他の項目については，心室電気刺激による VT/VF 誘発性を含めて，有意差を認めることができなかった．

　この研究結果は臨床的に極めて重要な意義を持っている．すなわち，第 2 次コンセンサス報告では，心室電気刺激により VF/VT 誘発可能な例では ICD 植込み適応があるとされ，EPS 検査が coved 型波形を示す多くの無症状例に実施され，VT/VF 誘発可能例では積極的に ICD 植込みが実施され，その結果，ICD 植込みに伴う諸種の事故，合併症に悩まされる多くの例を作ったが，PRELUDE 試験の結果は，EPS によるこれらの例では ICD 植込みの必要がないことを，VT/VF 誘発性があってもこの所見自体は ICD 植込みの必要性を示すものはないことを明らかにした．

1) Priori SG, Wilde AA, Horie M et al:HRS/EHRA/APHRS expert consensus statement on the diagnosis and management of patients with inherited primary arrhythmia syndromes. 2014；30：1-28
2) Priori SG, Gasparini M,Napolitano C et al：Risk stratification in Brugada syndrome.Results of the PRELUDE (PRogrammed ELectrical stimUlation preDictive valuE) Registry. ACC 2012；59(1)：37-45

第 19 章

健診 5 万例における心筋症心電図の頻度と内訳

はじめに

心筋症には肥大型心筋症と拡張型心筋症がある．心筋症は 1975 年に厚生省特定疾患に指定され，循環器疾患の中では唯一の難病として取り扱われている[1),2)]．原因不明のため**特発性心筋症**と呼ばれているが，現在，心筋症は「**心機能障害を伴う心疾患**」と定義されている[3)]．他方，心サルコイドーシス，心アミロイドーシス，Fabry 病，ウイルス性心筋炎などは二次性（ないし後発性）心筋症として取り扱われてきた．特発性心筋症の中でも，拡張型心筋症は心臓移植を必要とする重症心疾患である[1)]．心筋症の診断には心エコー図検査が有用であるが，この検査法は心筋病変自体を見るわけではないため，推定診断にとどまる．関口は多数の心筋症の診断に心生検（心内膜心筋生検法，1962 年開発）を用いてきたため，国際心臓連合（ISFC）心筋症分科会の常任委員に任命され，1987～1991 年の 4 年間は心筋症分科会会長を務めた．

この過程で関口が得た信念は，「心筋症の診断は心電図で始まり，心電図で終わる．」[1)]ということであった．健康診断の普及率は我が国は世界でもトップレベルにあるが，一般市民健診でどの程度の頻度に心筋症が認められるかについての報告はない．心筋症は重症心不全を特徴とし，急死する例もあるため，早期診断と長期観察が必要である．

1 心筋症の定義と分類

心筋症は心筋の疾患であるが，病因不明例が多く，心エコー図をはじめとする画像診断により，肥大型心筋症（hypertrophic cardiomyopathy, HCM），拡張型心筋症（dilated cardiomyopathy, DCM）および拘束型心筋症（restrictive cardiomyopathy, RCM）の 3 型に分けられる．以上の他に，1990 年に ISFC/WHO 委員会は分類不能型（unclassified）を追加したが，著者らは更に不整脈伝導障害型（電気的障害型）心筋症（electric disturbance type of cardiomyopathy, ECM）と呼ぶべき例が多くあることを指摘したい[1)]．

図 19-1 は各種の心筋症の形態的特徴を示す模型図，および心筋症全例（573 例）中における各種の心筋症の頻度（%）を示す．心筋層中に記入した×印は錯綜配列を伴う奇妙な心筋肥大所見（bizarre myocardial hypertrophy with disorganization, BMHD）を示している．

▶**肥大型心筋症**（HCM）：図 19-1A に示すように心室中隔が心室自由壁に比べて著明に肥厚し（非対称性中隔肥大，asymmetric septal hypertrophy, ASH），著明な錯綜配列を伴う奇妙な心筋肥大像を認め（図 19-2A），全心筋症中の 45% を占める．

▶**拡張型心筋症**（DCM）：図 19-1B に示すように，著明な心室内腔の拡張と心室壁の菲薄化を特徴とし，心筋症全例中の 39% を占める．この型の心室壁の病理組織像は，図 19-2B に矢印で示すような心筋病変と間質線維化である．

▶**拘束型心筋症**（RCM）：図 19-1C に示すように，心内膜の著しい肥厚と壁在性血栓の付着を特徴とする病型で，心内膜心筋線維症で代表されるように心室拡張が高度に制限される．全心筋症中に占める本症頻度は 0.5% と少ない．

▶**不整脈伝導障害型心筋症**（電気的障害型心筋症，ECM）：図 19-1D に示すように心房心筋症，心室中隔心筋症および心室心筋症の 3 型があり，その頻度は全心筋症中の 15% を占める．

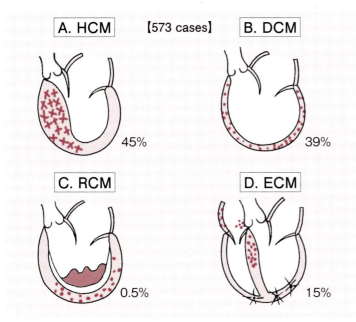

図 19-1 心筋症の各種病型の形態的特徴を示す模型図と全心筋症（573 例）中に占める各病型の頻度（%）
HCM：肥大型心筋症，DCM：拡張型心筋症，RCM：拘束型心筋症，ECM：不整脈伝導障害型（電気的障害型）心筋症

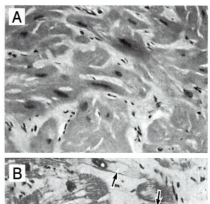
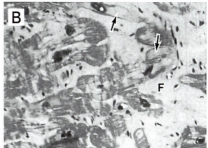

図 19-2 肥大型心筋症および拡張型心筋症の代表的な心生検像
A：肥大型心筋症：錯綜配列を伴う奇妙な心筋肥大像を認める．B：拡張型心筋症：心筋変性（矢印）と間質線維化（F）を認める．

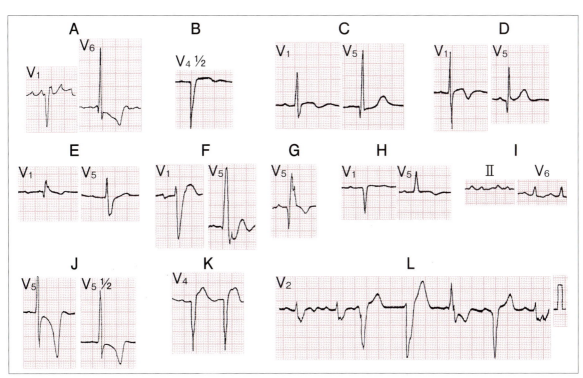

図 19-3 心筋症を発見するきっかけとなった特徴的な心電図パターン[1]
A：左室肥大，B：異常 Q 波，C：V_1 の R 波増高，D：V_1 の R 波増高と V_5 の中隔性 Q 波の振幅増大，E：非典型的右脚ブロック所見，F：幅広い QRS 間隔を示す左脚ブロック様心室内伝導障害所見，G：異常 Q 波と R 波の著しい結節形成（心室内伝導障害所見），H：$V_{5,6}$ での中隔性 q 波の消失（心室中隔線維化），I：心室群の低電位差，J：巨大陰性 T 波，K：左室対応誘導での R 波振幅低下（前壁起電力減少），L：多源性心室期外収縮．

1 心筋症の定義と分類　181

2 心電図だけから心筋症の診断は可能か？

この問いに対して，EBM（evidence based medicine）の立場からは一般的に"yes"と答えることができるが，診断という言葉を厳密に用いる場合には"no"と言わざるを得ない．しかし許容範囲として，①ほぼ確実な例，および②可能性が高い例を含める場合は，心筋症の心電図診断は可能であると言える．

図19-3は，心生検，剖検所見などに基づいて心筋症と診断した例に多く認められた各種の心電図所見を示す．

3 心筋疾患を発見する契機となる心電図所見の特徴的パターン

図19-3のA～Lに示す所見の何れか1つを認めたからといって心筋症と診断することはできないが，D, F, G, J, K, Lの6所見のうち何れか1所見を認めた場合は，心筋症である可能性はほぼ確実である．A, B, C, E, H, Iの所見は，心筋梗塞症のような他の心疾患と区別できないため，今回の研究対象からは除外した．

4 心筋症を診断する際に必要な除外項目と採択項目

健診心電図のみから心筋症の診断を下す際に参考になる所見（採択項目），および心筋症の診断を下すには慎重を期す所見（除外項目）は以下の如くである．

〈採択項目〉
① 心筋炎，心膜炎，川崎病などの病歴の存在．
② 心筋症，心肥大，心不全などが指摘されており，医師の管理を受けている場合．
③ 川崎病に起因する急性冠動脈炎の際には虚血性心筋症を起こす場合がある．

〈除外項目〉
① 高血圧：病歴においては高血圧の有無と健診時に測定した血圧値に基づいて診断した高血圧の存在．
② 心筋梗塞や狭心症などの虚血性心疾患の存在．
③ 弁膜症や先天性心疾患の存在．
④ 問診病歴に続発性心筋症を起こす可能性がある疾患（サルコイドーシス，膠原病，脂質異常症，糖尿病など）がある場合．
⑤ 高齢者にみる刺激伝導系の老年性変化としての左脚ブロック，左脚分枝ブロックなどの心室内伝導障害所見．

5 5万例中 心筋症が強く疑われる8例

関口は，2002年にシドニーで開催された世界心臓病学会の際に，不整脈原性右室心筋症についての教育講演を行い，ワークショップ座長を務めた．その際，関口はABCDE症候群について解説，不整脈原性右室心筋症やBrugada症候群も広義の心筋症の概念に包括すべきであるとの見解を示した．また会社や一般健診50,000例（20-70歳代）の中に，心筋症を強く疑わせる例がどれくらいあるかについても発表した．

著者らはこれまでに経験した特発性心筋症の心電図を検討し，本症には8種類の特徴的心電図パターンがあることが判明したため，そのような代表例の心電図を図19-4～11に示す．この際，不整脈原性右室心筋症やBrugada症候群の症例は含めなかった．

表19-1に本研究のまとめを示す．

症例1 Ⅰ，aVLの異常Q波，V1,2のR波増高，V5,6の深いq波を示すパターン．44歳，男性（図19-4）

血圧110/50 mmHg．Ⅰ，aVLに異常Q波；V1,2にR波増高；V5,6に深いq波を認め，自動診断は側壁心筋梗塞（時期不明）と診断した．しかし，この心電図は心筋梗塞ではなく，典型的な**肥大型心筋症**と診断すべき特徴的所見を示している．すなわち，Ⅰ，aVLに冠性T波がなく，V1はR波増高を示す．**図A**に胸部誘導のR波振幅の変化を点線でなぞってみた．このような胸部誘導心電図波形は肥大型心筋症に特徴的で，非対称性心室中隔肥厚（ASH）を疑わせる．

肥大型心筋症の際にこのような心電図所見を示す機序を**図B**に示す．心室中隔の肥厚により前方起電力が増大し，右室肥大と同様の機序でV1,2のR波の振幅が増大する（＋で示す）．他方，V1の対側誘導であるV5,6では，深いQ波，R波の減高を示す（－で示す）．

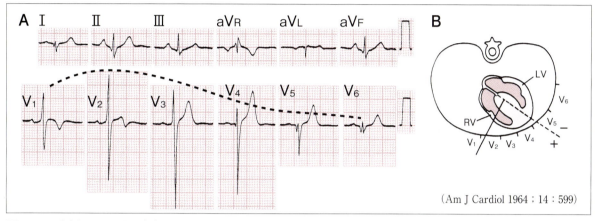

（Am J Cardiol 1964；14：599）

図19-4　症例1の心電図（A）とBraudoの原図の改変（B）

症例2 Ⅱ，Ⅲ，aVFの異常Q波，V2のR波増高，V6のR波減高と深いq波を示すパターン．28歳，男性（図19-5）

自動診断は下側壁梗塞（疑）と診断している．しかしこの心電図ではV2の高いR波，V5,6のR波減高，V6の相対的に深いq波などの所見を認め，非対称性心室中隔肥厚を疑わせる．

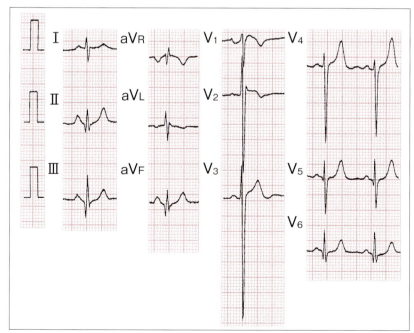

図19-5
症例2の心電図

症例3 下壁誘導（Ⅱ，Ⅲ，aVF），高位側壁誘導（Ⅰ，aVL），側壁誘導（V5,6）での明らかな（やや深い）q波，およびV5,6でのR波増高を示すパターン．52歳，男性（図19-6）

自動診断は「側壁心筋梗塞を否定し得ず」との診断を打ち出した．52歳という年齢からは心筋梗塞を否定できないかもしれないが，本症におけるⅡ，Ⅲ，aVF，Ⅰ，aVL，V5,6のq波とV5,6のR波増高所見は心筋症を疑わせる．左室自由壁が高齢化に伴って2次的に肥厚してR波が増高しているのではないかと考え，非対称性心室中隔肥厚と陳旧性心筋梗塞の鑑別のために心エコー図による精検を依頼した．

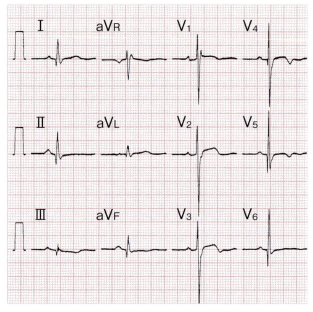

図19-6
症例3の心電図

症例4 ST-T変化を伴う左室肥大パターン．25歳，男性（図19-7）

血圧128/80 mmHg．自動診断は「高位後壁梗塞（疑），ST-T異常，左室肥大」との診断結果を打ち出している．左室のびまん性肥厚＋心筋障害（肥大型心筋症か拡張型心筋症か不明）と考え，要精検として心エコー図検査を奨めた．

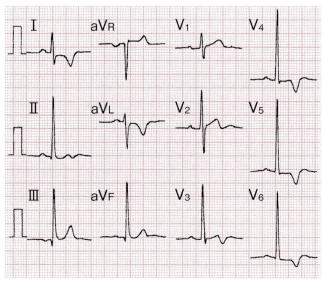

図19-7
症例4の心電図

症例5　巨大陰性T波[2]を伴う左室肥大パターン．59歳，男性（図19-8）

血圧130/60 mmHg．中隔性q波がない左室肥大を伴う巨大陰性T波（>1 mV）は心尖部肥大型心筋症を疑わせる．巨大陰性T波を示す例において，高血圧症を合併しない心尖部肥大所見は約半数に認められ，これらは比較的予後良好であり，家族内発症を認めない．本症における巨大陰性T波は健診心電図の中では独特な波形であり，心エコー図検査による精査は是非行わなければならない．

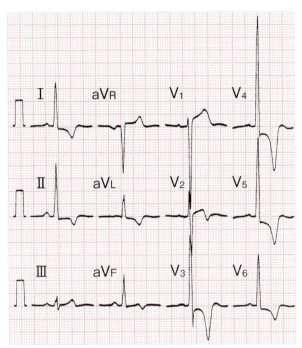

図19-8
症例5の心電図

症例6　陰性T波パターン．53歳，男性（図19-9）

I，aVL，V3-6に陰性T波を認め，III，aVFに異常Q波＋陽性T波を認める．自動診断は「下壁梗塞の可能性＋陰性T波」と診断した．本例は心エコー図検査の結果，心室中央部閉塞型心筋症と診断し，心生検で錯綜配列を伴う奇妙な心筋肥大像を認めた（図19-2A参照）．

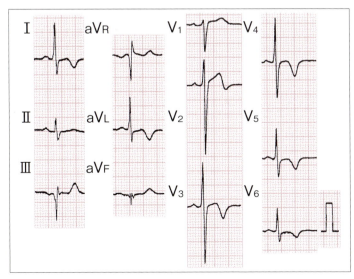

図19-9
症例6の心電図

症例7　陰性T波を伴う左室肥大心電図パターン．55歳，男性（図19-10）

高血圧の病歴がなく，心不全所見があり，4年前から医師にかかっていることから心筋症（疑）を考えた．T波の陰性化が目立ち，胸部誘導は1/2の感度で記録されており，r波増高不良を示す．本症のような心電図を見た際には心エコー図検査を行い，拡張型心筋症かどうかチェックする必要がある．

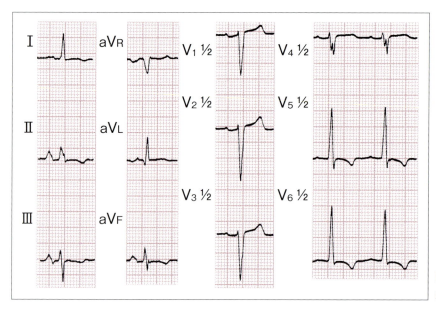

図19-10
症例7の心電図

症例8　wide QRSを示す心室内伝導障害パターン．21歳，男性（図19-11）

自動診断は心室内ブロックとの診断結果を打ち出した．QRS間隔が0.136秒と高度の延長を示す．このような所見を示す例では冠状動脈硬化性心筋障害（虚血性心筋症）を考える必要があるが，本例は若年者であるため，川崎病の冠状動脈病変に基づく所見や心筋病変が高度かつびまん性に存在する心室内伝導障害（不整脈伝導障害型心筋症の心室内伝導障害）を考える必要がある（図19-1参照）．

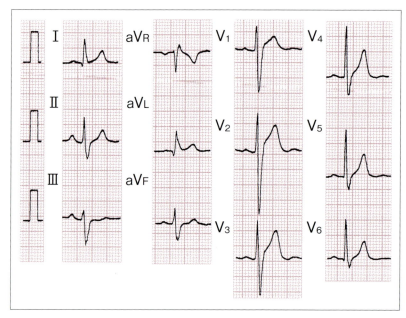

図19-11
症例8の心電図

表 19-1　健診心電図 50,000 例の中で心筋症がかなり強く疑われた例の内訳

病型分類	症例内訳	図 19-4〜11の心電図パターン	例数	計	%
心筋症型心電図	肥大型心筋症で非対称性中隔肥大を伴う例	19-4, 5, 6	13	51	0.1
	陰性 T 波を特徴的に示す例（巨大陰性 T 波を含む）	19-7, 8, 9, 10	29		
	心室内伝導障害型（QRS 間隔≧0.128 秒）	19-11	9		
ブルガダ型心電図	Brugada 型心電図（coved 型のみ）	本章では心電図提示を省略した.	5	5	0.01

調査対象は，全日本労働福祉協会に所属する中小企業勤務の定期健診受診者(2001 年度分)97,101 例(20-70 歳，男女比 3：1)中の自動診断有所見者である(50,000 例). これらの例で心電図所見から心筋症と推定した例の内訳を示す. Brugada 型心電図[1),4)]を 5 例に認めたが, 現時点で本症を心筋症と診断するには問題があるため参考値のみを示した. 本調査結果は 2002 年 5 月の世界心臓病学会(Sydney)で発表した.

要約

一般市民健診心電図の中に心筋症を強く疑わせる所見にはどのような例があり，その種類と頻度について検討した報告は内外に見られない.

著者らは，簡単な問診，血圧，身長，体重などの基本的な健診情報だけを用いて，心電図所見のみから心筋症を強く疑わせる例がどの程度に認められるかについて検討し，50,000 例中 51 例(0.1%)に心筋症を疑わせる例を認めた.

その内訳は，

● 肥大型心筋症で非対称性心室中隔肥厚の存在を推察させる例が 13 例(25.5%).

● 陰性 T 波の存在から進行した左室肥大を推察させる例が 29 例(56.9%).

● 明らかな心室内伝導障害を示す例が 9 例(17.6%)であった.

文献

1) 関口守衛：心電図経過から心筋症，肺疾患の重症度を知り心臓移植適応を考える. 診断と治療 2000；88：865-871
2) 北島 敦, 関口守衛ら：健診で発見された巨大陰性 T 波(GNT)を心生検によって鑑別診断した 3 症例. 診断と治療 2003；91：1783-1789
3) Richardson P et al：Report of 1995 World Health Organization/International Society and Federation of Cardiology Taskforce on the Definition and Classification of Cardiomyopathies. Circulation 1996；93：841-842
4) 森 博愛, 野村昌弘：Brugada 症候群の臨床. 医学出版社, 東京, 2005

第20章

図説による刺激伝導障害の理解

はじめに

最近は心電図診断を自動診断に依存し，自ら心電図診断を行わない医師が増加している．このような場合，自動診断結果をどのように被検者，被検者家族，雇用者(ないし上司)に伝えるかが問題となるが，適切な解説図を用いて説明すると理解され易い．

図20-1に本章の主題の問題点を解説する．

1 心サルコイドーシスを疾患モデルとした刺激伝導障害の理解

心サルコイドーシスは，外国に比べて圧倒的に日本人の中年以上の女性に多い[1]．本症には心臓刺激伝導障害が前景に立つ例が多く，悪性心室不整脈を起こし，抗不整脈薬やペースメーカ治療の適応になる．またステロイド長期投与が病状や予後の改善に有用であるため，本症を正しく診断することは臨床上重要である．

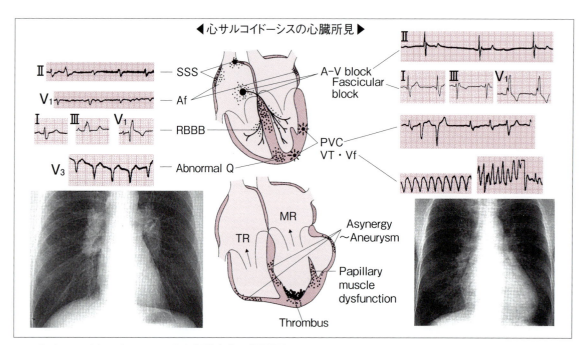

図20-1 心サルコイドーシスにおける心臓病変の解説図
心臓病，ことに心筋疾患の有無を知るには，胸部X線写真で心拡大の有無を見るより心電図の方が情報量は多い．本図の上段の心臓模型図に見るように，心拡大を認めない例においても，多くの不整脈や伝導障害所見を認め得る．しかし，胸部X線写真(下段左端)では，本症に特有の両側肺門リンパ節病変を認める例が多くあるため，本症の診断に胸部X線写真撮影は必須の検査法である．上図下段には心不全を起こす心筋病変により心拡大が生じる機序を示す．
SSS：洞不全症候群，Af：心房細動，RBBB：右脚ブロック，A-V block：房室ブロック，Fascicular block：脚分枝ブロック，PVC：心室期外収縮，VT：心室頻拍，Vf：心室細動，TR：三尖弁逆流，MR：僧帽弁逆流，Asynergy〜Aneurysm：壁運動異常〜心室瘤，Papillary muscle dysfunction：乳頭筋不全，Thrombus：血栓

2 模型図による刺激伝導障害の解説

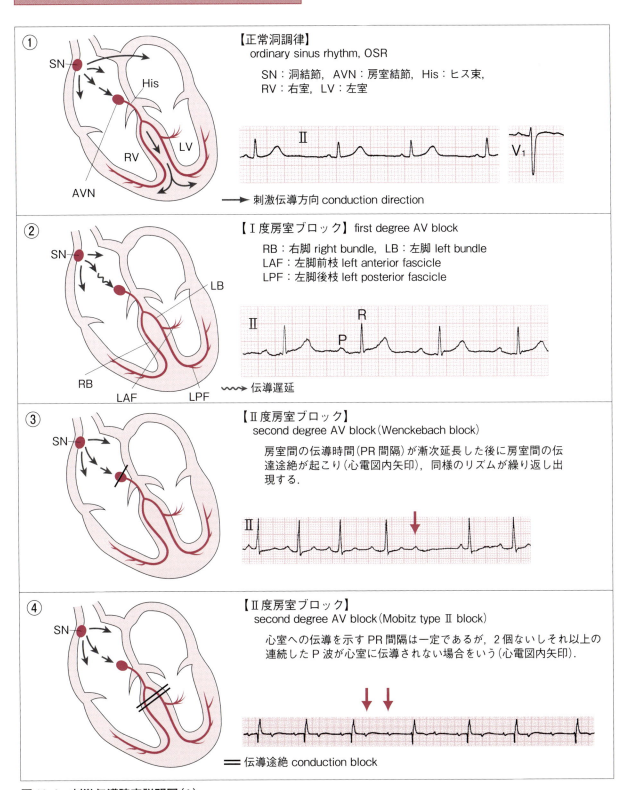

図 20-2 刺激伝導障害説明図（A）

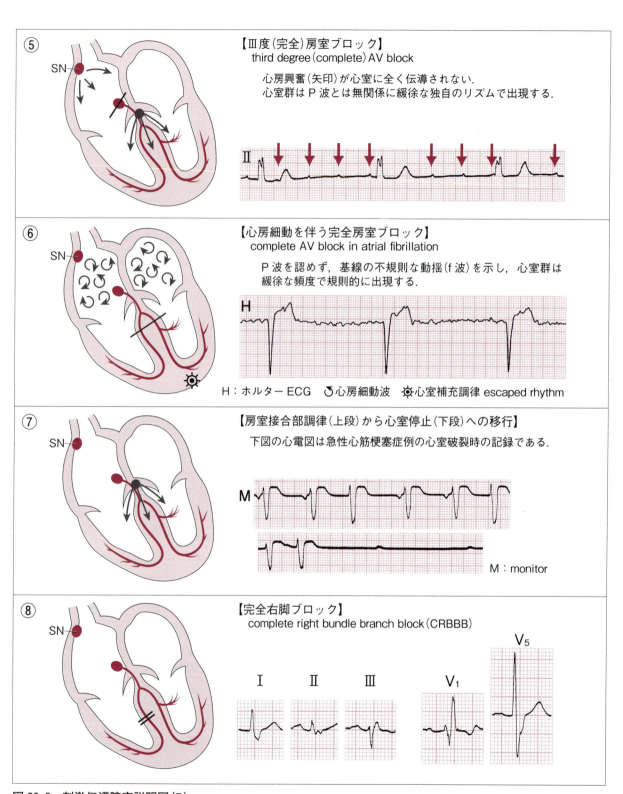

図 20-2 刺激伝導障害説明図 (B)

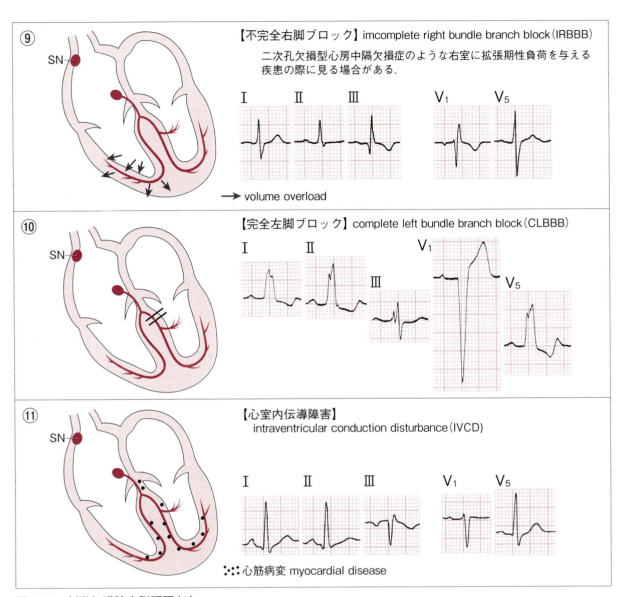

図 20-2　刺激伝導障害説明図（C）

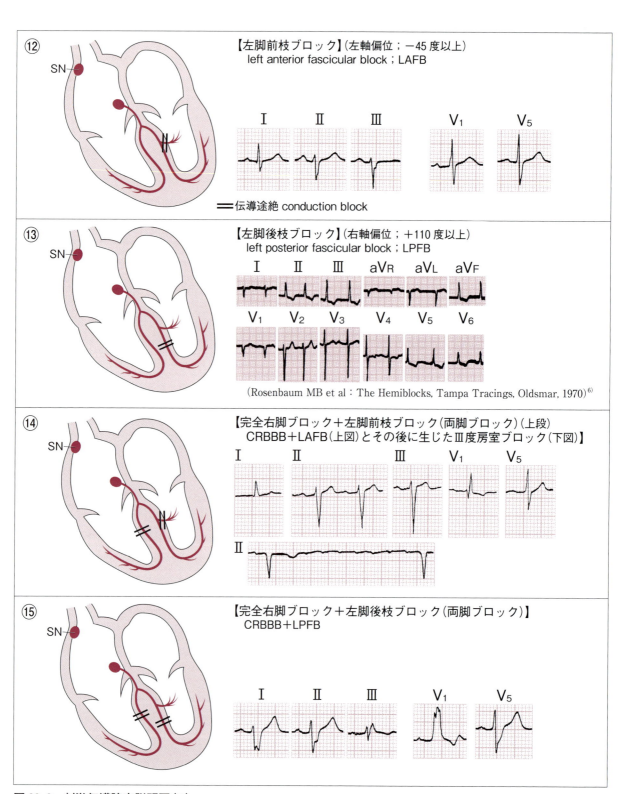

図 20-2 刺激伝導障害説明図（D）

3 心臓刺激伝導障害の各型

(1) I度房室ブロック[2]

この所見に対して，良性で，心電図判定区分として「正常範囲内」と判定することは適切でない．健診時にI度房室ブロックを示していた例が，その後の経過観察で高度房室ブロックに進展した例を経験している．従って，このような所見は「要観察」に分類する必要がある．

(2) II度房室ブロック[2]

いわゆるWenckebach型房室ブロックは，副交感神経緊張により機能性に出現する例が多く，若年者に多くみる良性所見であると一般的に考えられているが，やはり「要観察」に分類しておくのがよい．この所見は経過により出没する例があることも念頭に置く必要がある．

MobitzII型房室ブロックは，ヒス束以下の伝導系の障害によると考えられており，高度房室ブロックに進展する危険があり，「要精検」のカテゴリーに分類する．このような例では，ホルター心電図を記録すると共に，心疾患として十分に精査する必要がある．II度房室ブロックが，急性心筋梗塞症の際に生じる例があることも念頭に置き，急性冠症候群との関連についても考慮する必要がある．

(3) III度房室ブロックないし完全房室ブロック[2]

これは明らかに重篤な所見であるため，慢性例であるか急性発症例であるかを鑑別し，急性発症の場合には急性心筋梗塞症や急性心筋炎；慢性例では心サルコイドーシスを考える．また著者らが提唱している不整脈伝導障害型心筋症[3]の表現である場合があり，判定は「要精検」としなければならない．

(4) 心室内伝導障害ないし心室内ブロック[4,5]

これらの病態の診断のポイントは，wide QRS[4,5]所見の有無に注意する点にある．自動診断ではQRS間隔<0.12秒の例にこのような診断名を打ち出す場合があるため注意を要する．過去の経験からは，それらは「正常範囲内」の所見と考えられ，QRS間隔≧0.124秒の例を「要精検」とすべきである[4]．中にはQRS間隔増大のみならず，複雑なノッチ形成を示す例があり（分節化QRS波，fragmented QRS wave），この所見は重症心筋疾患の表現であることを銘記しておく必要がある[3]．

上記4項目は，何れについても家族性発症例がある．そのような例では，肥大型心筋症，拡張型心筋症ないし不整脈伝導障害型心筋症[3]に起因する例があることも注意する必要がある．

要約

健診心電図の自動診断名に刺激伝導障害（房室ブロック，脚ブロック，心室内伝導障害など）と打ち出す例があるが，これらの所見を示す被検者に精査結果の必要性を説明する際には，本章に示す模型図（図20-2）を用いて説明すると理解され易い．

本章では下記13項目について，心臓模型図を用いて各種不整脈の説明を行った．これらは，心臓模型図の，②I度房室ブロック，③，④II度房室ブロック，⑤III度房室ブロック，⑥心房細動を伴う完全房室ブロック，⑦房室接合部調律から心室停止への移行例，⑧完全右脚ブロック，⑨不完全右脚ブロック，⑩完全左脚ブロック，⑪心室内伝導障害，⑫左脚前枝ブロック，⑬左脚後枝ブロック，⑭完全右脚ブロック＋左脚前枝ブロック，⑮完全右脚ブロック＋左脚後枝ブロック，などである．

これらの図の基本となる病変について，本章では心サルコイドーシスの各種病変を例にとって説明した．

文献

1) Sekiguchi M et al : Cardiac sarcoidosis : Diagnostic, prognostic, and therapeutic considerations. Cardiovasc Drugs Ther 1996；10：490-510
2) 北島敦ら：健診で発見された各種の房室ブロック5症例の図説. 診断と治療 2004；92：177-183
3) 関口守衛ら：不整脈，伝導障害を主張とする心筋症（ECM）の提唱. 日本臨牀 1991；49：71-80
4) 関口守衛ら：心室内伝導障害ないしワイドQRS心電図を示す症例を分析する. 診断と治療 2004；92：1093-1099
5) 森博愛：心電図とベクトル心電図. 医学出版社，東京，2002
6) Rosenbaum MB, Elizari MV, Lazzari JO : The Hemiblocks, Tampa Tracings, Oldsmar, pp.96, 1970

索　引

数字

Ⅰ度房室ブロック　27, 81, 82, 189, 193
2：1 房室ブロック　83, 84
Ⅱ～Ⅲ度房室ブロック　88
2 源性　24
2 源性心室期外収縮　176
2 枝あるいは 3 枝ブロック　57
2 段脈　24, 98
Ⅱ度房室ブロック　27, 81
3：1 房室ブロック　81, 83
3 枝ブロック　81
Ⅲ度房室ブロック　27, 81, 88
4：1 房室ブロック　81

アルファベット

ABCDE 症候群
　　　　102, 103, 106, 149, 151, 174, 182
Adams-Stokes 症候群　46
Adams-Stokes　81, 87
AHA/ACCF/HRS 勧告　29, 32, 53
AH 時間　80, 84
β 遮断薬　69, 81, 154
Barker の著書　114
Braudo の原図　58, 153
Brugadadrugs.org　35
Brugada 型心電図
　　　　　11, 30, 34, 124, 125, 150, 187
Brugada 型心電図の疑い　17
Brugada 症候群
　　　　　11, 32, 34, 102, 144, 160, 175
Cornell product 補正値　36
Cornell voltage 補正値　36
coved 型　11, 17, 34, 35
Ebstein 奇形　116
Eisenmenger 症候群　113
Fabry 病　50, 51, 180
HRS/EHRA/APHRS の専門家合意声明
　(2014)　34
HV 時間　80, 84

Ⅰ度房室ブロック　27, 80, 81, 82, 83, 86,
　　　　　　　　　 87, 189, 193
Ⅱ度房室ブロック　27, 88, 89, 193
Ⅱ度房室ブロック（Wenckebach 型）
　　　　　27, 81, 82, 88, 189, 193
Ⅱ度房室ブロック（Mobitz Ⅱ型）
　　　　　27, 81, 85, 87, 189, 193
Ⅲ度（完全）房室ブロック　27, 54, 57, 80,
　　　　81, 85, 86, 87, 88, 89, 190
KS コード　11
Lenégre 病　53, 54, 57, 81, 116
Lev 病　53, 57, 81, 87, 116, 121
LIFE 研究　92
Lown 分類　99, 106, 152, 172
M 型波形　118
New York 心臓協会（NYHA）
　　　　　　　　　　　132, 140, 152
overlap 症候群　54
P terminal force　36
PR 短縮　17, 30
QRS 間隔拡大　59
QRS 軸判定　114
QS パターン　74, 78
QT 延長症候群　54, 98, 99
QT 間隔延長　25, 147
R on T　24
R on T 型心室期外収縮　99, 147
R on T 現象　11, 106
RSR'(V$_1$)　30
RSR' 型　118, 120
R 波の減高　61
r 波の増高不良　70
R 波増高不良　41, 43
saddle-back 型　11, 17, 32, 34, 35
SCN5A 変異　54
small heart 症候群　73, 142
Sokolow, Lyon の基準　91
ST-T 変化　93, 94, 152, 161
ST-T 変化を伴う左室肥大　36, 90
Starling の心臓法則　99
straight back 症候群　70

ST 上昇　40, 43, 71, 152, 159
ST 低下　40, 152, 153, 157
syndrome X　157, 161
Torsade de pointes（Tdp）　99, 150, 177
T 波異常　43
T 波平低　43
T 波増高　40, 43
WPW 症候群
　　　　30, 44, 57, 61, 62, 113, 166, 170
WPW 症候群（A 型）　112, 113
WPW 症候群（B 型）　109

和文索引

あ

悪性心室不整脈　31, 188, 172
悪性不整脈　45, 100, 174
アシュネル法　166
アスリート心　71, 72
圧負荷　90
アミロイドーシス　80
アルコール性心筋症　93
イオンチャネル病　11, 102
異常 Q 波
　　　41, 43, 58, 61, 66, 67, 68, 74, 156
異常 P 波　78
イプシロン波　144, 149, 173
陰性 T 波　40, 43, 154, 156, 185, 186
陰性 U 波　40, 43, 90
ウイルス性心筋炎　106, 180
ウイルス性心膜心筋炎　56, 57
植込み型除細動器（ICD）
　　　　　　　　　　67, 147, 148, 151
植込み型ペースメーカ　151
右脚ブロック　108, 109, 118, 124, 125
右脚ブロック型心室頻拍　172
右胸心　41, 44, 61, 62
右軸偏位　17, 29, 76, 109, 122
右室 strain　160

右室伝導障害 118
右室伝導遅延 17, 30, 118, 120
右室肥大 42
右室肥大疑い 36
右室ペーシング 57
右房負荷 30
横位心 113

か

拡張型心筋症 55, 57, 61, 64, 65, 67, 131, 161, 180, 181, 172
拡張期雑音 138
拡張相肥大型心筋症 132
下後壁側壁梗塞 59
カテーテルアブレーション 166, 171
下壁梗塞 59, 113
カルシウム拮抗薬 81
川崎病 182, 186
間欠性 WPW 症候群 98
冠状動脈硬化症 80
冠状動脈攣縮性狭心症 95
完全右脚ブロック 29, 116, 118, 122, 123, 190
完全右脚ブロック＋右軸偏位 30
完全右脚ブロック＋左脚後枝ブロック 192
完全右脚ブロック＋左脚前枝ブロック 192
完全右脚ブロック＋左軸偏位 30
完全左脚ブロック 30, 52, 53, 54, 55, 191
間入性 24
冠不全 99, 158
期外収縮後 T 波変化 99
ギザギザ型波形 130, 149
器質的心疾患 98
偽性心室頻拍 41, 44
キニジン 81
機能性雑音 138
脚ブロック 61, 110
ギャロップ音 142
急性冠症候群 155, 193
急性心筋炎 61, 62, 81
急性心筋梗塞 160

急性肺血栓塞栓症 61, 62
急性リウマチ熱 81
胸郭異常 70
競技スポーツ 175
胸骨反転手術 78, 70
狭心症 160
虚血性心疾患 81, 98
巨大陰性 T 波 40, 43, 46, 47, 48, 49, 50, 155, 185
筋強直性ジストロフィー 126, 133
筋緊張ジストロフィー 54
筋ジストロフィー 61, 62, 81
くも膜下出血 46, 61, 62
クリック音 97
軽度 ST 低下 40
結節 130
原発性肺高血圧症 113
高 K 血症 160
高血圧性心疾患 46, 48, 50, 51, 94, 95, 97
好酸球増加症候群 46
甲状腺機能亢進症 106
高心拍性脈拍 104
拘束型心筋症 180, 181
高電位 37, 90
高電位差 90
高度（ないし完全）房室ブロック 150
高度洞不全症候群 150
高度房室ブロック 62, 80, 85, 116
広範囲梗塞 113
コルネル積基準 92
コルネル電圧基準 92

###

最大洞結節回復時間 165
左側気胸 61
左冠動脈主幹部 158
左冠動脈前下行枝 73
左脚 109
左脚後枝ブロック 109, 111, 113, 192
左脚後肢ヘミブロック 108
左脚前枝ブロック 32, 108, 109, 111, 113, 114, 123, 192

左脚前肢ヘミブロック 108
左脚中隔枝ブロック 32, 111, 112
左脚ブロック 52, 56, 57, 57, 62, 84, 109, 113
左脚ブロック型心室内伝導障害 126
錯綜配列を伴う奇妙な心筋肥大像 47, 50, 51, 94, 96, 130, 132, 154
左軸偏位 17, 29, 108
左室 strain 160
左室肥大 36, 42, 62, 90, 93, 97, 113, 185, 186
左室肥大疑い 36, 90
左室肥大を否定し得ず 37, 90
左前下行枝 123
左房調律 26
左房負荷 36
サルコイドーシス 80
三尖弁閉鎖不全 116
散発性 20, 24
散発性上室期外収縮 17
散発性心室期外収縮 17, 178
ジギタリス心電図（盆状 ST 低下） 160
ジギタリス中毒 81
軸偏位 32, 118, 133
刺激伝導系の冠状動脈支配 123
ジゴキシン 156
持続性心室頻拍 150
室上稜 116
自動解析診断装置 18
ジフテリア 106
修正大血管転位 81, 86, 87
上室期外収縮 20
上室不整脈 31, 164, 166, 171
上室連発性 20
女性 Fabry 病 49
徐脈性不整脈 100
徐脈頻脈症候群 165
心 Fabry 病 46
心アミロイドーシス 14, 58, 61, 62, 64
心音図 139
心外膜下筋層傷害 71, 159
心筋炎 58
心筋炎後変化 103
心筋梗塞（疑） 43

195

心筋梗塞症　61
心筋梗塞部　59
心筋症　58, 64, 156, 180, 187
心筋症疑い　17, 41, 43
心筋障害　40, 43
心筋内微小循環障害　161
人工ペースメーカ調律　27
心雑音聴診法　136
心サルコイドーシス　10, 46, 56, 61, 80, 103, 116, 121, 144, 188, 193
心室期外収縮　24, 98, 99, 103, 105, 106, 147, 148, 176
心室興奮時間　90
心室細動　25, 100, 147, 149, 150, 177
心室早期収縮　98
心室中央部閉塞型心筋症　185
心室中隔ベクトル　90
心室中部閉塞を伴う肥大型心筋症　154, 161
心室内伝導障害　30, 59, 65, 115, 191
心室内伝導障害（遅延）　126, 133
心室内伝導遅延　17, 30, 127, 128
心室内ブロック　126, 186
心室内変行伝導　20
心室内変行伝導を伴う上室期外収縮　98
心室内変行伝導を伴う心房期外収縮　168
心室頻拍　25, 147, 149, 173, 177
心室副収縮　98
心室不整脈　172, 178
心室ペーシング　160
心室ペースメーカ　27
心生検　106, 108, 180
心生検法　10
心尖部肥大型心筋症　46, 47, 185
心臓移植　67, 133
心臓刺激伝導系　108, 110
心臓刺激伝導障害　188
心臓腫瘍　62, 80
心臓粘液腫　116
心内膜床欠損　81
心内膜床欠損症　116, 122
心内膜心筋生検　15
心肺蘇生法　151
心肥大　90

心房期外収縮　168
心房細動　20, 169
心房細動を伴う完全房室ブロック　190
心房心筋症　165
心房心室ペースメーカ　27
心房粗動　20, 122, 169
心房中隔一次孔欠損症　116
心房中隔欠損症　116, 119, 125
心房調律・結節調律　17
心房内粘液腫　36
心房負荷所見　42
心房ペースメーカ　27
心膜炎でのST上昇　40
心膜摩擦音　142
ストレインパターン　90
正常洞調律　168, 176, 189
潜在性ウイルス性心筋炎　56
前側壁梗塞　59
先天性QT延長症候群　100
前壁中隔梗塞　59
前方起電力増大　112
早期再分極　40, 159, 160
僧帽弁逸脱　76, 104, 105, 141
僧帽弁逸脱症　142, 143
僧帽弁逆流症　143
僧帽弁狭窄症　113, 142
僧帽弁閉鎖不全症　105, 141
側壁梗塞　113
側彎症　70

た

代償性　24
大動脈狭窄　146
大動脈弁逆流　140
大動脈弁逆流症　146
大動脈弁狭窄症　146
大動脈弁置換術　140
大動脈弁閉鎖不全症　140
多源性　23, 24
多源性心室期外収縮　104, 106, 177
たこつぼ型心筋症　46, 155, 160, 161
田原結節　111
樽状胸　97

単心房　116
中隔梗塞　59
中隔性q波　127, 128
中年婦人の不思議な心臓病　157, 161
聴診技術習熟法　143
陳旧性心筋梗塞　41, 68, 147, 148, 184
陳旧性前壁中隔梗塞　59
低K血症　100, 160
低Mg血症　100
低電位差　36, 42
滴状心　113
電気障害型心筋症　175
電気生理学的検査　84
洞結節回復時間　84
洞徐脈　17, 20
洞停止　27
洞頻脈　17, 20
洞不整脈　20
洞不全症候群　165, 170
洞房伝導時間　84
洞房ブロック　26, 169
トキソプラズマ心筋炎　128
特発性心筋症　65, 133, 180
特発性心室頻拍　106
特発性両心房拡張症　122
時計方向回転　27, 32, 61, 64, 90
突然死　144, 150, 151, 154, 175
突然死症候群　144, 145, 151
トルサード・ド・ポワント　99, 150, 177
トレッドミル運動負荷試験　158

な

二次性QT延長症候群　100
二次性ST-T変化　53
二次性心筋症　81
乳頭筋不全　142

は

肺気腫　58, 61, 62, 113
肺血栓塞栓症　160
肺静脈還流異常　116
肺性心　113

肺動脈狭窄症　113
バセドウ病　104
鳩胸　70
バルサルバ法　166
反時計方向回転　29, 32, 61
ハンドル外傷　141, 143
ヒス・プルキンエ系　98
ヒス束　108
ヒス束遠位部障害　81
ヒス束下ブロック　31, 81, 87
ヒス束電位図　80
肥大型心筋症　50, 51, 58, 61, 64, 66, 68, 96, 97, 130, 147, 154, 161, 180, 181, 183
非対称性心室中隔肥厚　58, 93, 96, 97, 184
非伝導性心房期外収縮　26
非特異的ST-T変化　40
非特異的心室内伝導障害　118, 127
皮膚筋炎　54
肥満　61, 62
頻拍後陰性T波　160
頻発性　20, 24
頻発性上室期外収縮　17, 104, 178
ファロー四徴症　113
不完全右脚ブロック　29, 76, 116, 118, 119, 191
不完全左脚ブロック　30, 52
副伝導路　166
不整脈原性右室異形成　172
不整脈原性右室心筋症　54, 57, 106, 144, 149, 172, 175
不整脈伝導障害型心筋症　86, 100, 121, 133, 172, 180, 181, 193
不定軸　29
分節化QRS波　126, 149, 193
閉塞性肥大型心筋症　96
平低T波　40
ペーシング後陰性T波　160
ペースメーカ移動　21
ペースメーカ植込み　80, 81, 83, 87, 165
ペースメーカ治療　86, 87, 188
ヘミブロック　109, 116
ヘモクロマトーシス　80, 81

変行性心室内伝導を伴う上室期外収縮　104
扁平胸　62, 70, 97, 142
ポイントスコア法　91
房室回帰性頻拍　166
房室干渉解離　27
房室結節　108, 110, 111, 123
房室接合部性補充収縮　82
房室接合部性補充調律　168
房室接合部性補充調律を伴う洞停止　170
房室接合部調律　25
房室接合部調律から心室停止への移行　190
房室ブロック　26, 27, 80, 88, 116
房室リエントリー性頻拍を示すWPW症候群　170
補充調律　20
補正基準値　91
発作性上室頻拍　21, 166
発作性心房頻拍　169

マルファン症候群　73, 74, 141
慢性完全房室ブロック　116
ミネソタコード　11, 14
無害性雑音　139
無症候性心筋虚血　157
迷走神経　123

や

陽性T波　90
容量負荷　90

ら

リウマチ性心筋炎　80
立位心　109, 113
両脚ブロック　10, 108, 115, 116, 121, 130
良性不整脈　174
レニン・アンジオテンシン・アルドステロン系　94

連続性雑音　138
連発性　24
漏斗胸　58, 61, 62, 67, 70, 73, 74, 76, 78, 97, 116, 142

著者紹介

北島　敦
松本市／内科・循環器科　北島医院院長
前信州大学医学部内科
専攻：循環器内科学，心電図学，心臓病理学

関口　守衛
元東京女子医科大学循環器内科教授
前信州大学医学部内科教授
専攻：循環器内科学，心筋症，心臓病理学

健診心電図から臨床へ 心疾患診断へのアプローチ

著者	北島　敦
	関口　守衛
発行者	七海　英子
発行所	㈱ 医学出版社
	〒113-0033
	東京都文京区本郷 3-16-6-802
	TEL 03-3812-5997　FAX 03-3868-2430
印刷・製本	株式会社 メデューム

2018 年 11 月 21 日　初版発行

ISBN978-4-87055-139-8
Ⓒ Atsushi Kitajima, 2018

JCOPY 〈(社)出版社著作権管理機構 委託出版物〉本書の無断複写は著作権法上での例外を除き禁じられています。複写される場合は、そのつど事前に(社)出版社著作権管理機構（電話 03-3513-6979　Fax 03-3513-6979　e-mail:info@jcopy.or.jp）の許諾を得てください。